Hemesh Gantala
Mohit Kumar
Pulkit Arora

Nanotecnologia e nanorobótica em odontologia

Hemesh Gantala
Mohit Kumar
Pulkit Arora

Nanotecnologia e nanorobótica em odontologia

ScienciaScripts

Imprint

Cover image: www.ingimage.com

This book is a translation from the original published under ISBN 978-620-7-65020-0.

Publisher:
Sciencia Scripts
is a trademark of
Dodo Books Indian Ocean Ltd. and OmniScriptum S.R.L publishing group

120 High Road, East Finchley, London, N2 9ED, United Kingdom
Str. Armeneasca 28/1, office 1, Chisinau MD-2012, Republic of Moldova, Europe
Printed at: see last page
ISBN: 978-620-8-13099-2

PREFÁCIO

"Reconheça todas as suas pequenas vitórias. Elas acabarão por se transformar em algo grandioso." - Kara Goucher

A nanotecnologia e a nanorrobótica estão a remodelar o panorama da medicina dentária, dando início a uma nova era de melhor qualidade de tratamento e de cuidados aos doentes através de materiais avançados e da precisão robótica. A nanotecnologia facilita a manipulação precisa dos tecidos dentários e o desenvolvimento de materiais ultrafinos, enquanto a robótica promete uma maior exatidão, segurança e eficiência dos tratamentos.

Estou profundamente grato ao Dr. Mohit Kumar, Diretor do Departamento de Dentisteria Conservadora e Endodontia, cuja liderança e orientação foram indispensáveis para moldar o meu percurso académico. Um agradecimento especial ao Dr. Pulkit Arora pela sua orientação inestimável, e aos meus colegas e família pelo seu apoio inabalável ao longo deste projeto.

Gostaria também de estender o meu apreço à Professora Dra. Megna Bhatt e ao Dr. Nikita Sharma (Professores Catedráticos) pela sua orientação especializada e encorajamento, que contribuíram significativamente para os meus resultados académicos neste domínio especializado.

Gostaria de estender os meus sinceros agradecimentos à Dra. Shefali Singh, ao Dr. Dhanasekaran, ao Dr. Arafath, ao Dr. Laloo, ao Dr. Karthik Santosh, a Pushpak Reddy, ao Dr. Eswar Bhagvan e ao Dr. Bhargav pelo seu apoio constante, encorajamento e inspiração durante o meu percurso académico.

Estou em dívida para com os meus colegas e juniores, cuja colaboração e paixão pela investigação dentária têm sido uma fonte constante de inspiração.

Por último, os meus sinceros agradecimentos aos meus pais, Sr. Aswartha Narayana e Sra. Madhavi, e ao meu irmão, Sr. Tinku, pelo seu amor incondicional, encorajamento e sacrifícios. O seu apoio tem sido o alicerce do meu percurso académico, alimentando a minha busca pela excelência e pela investigação científica.

Este livro explora a intersecção da nanotecnologia e da nanorrobótica na medicina dentária, com o objetivo de dotar os clínicos e os investigadores de conhecimentos sobre estas tecnologias transformadoras.

Dr. Hemesh

Índice

INTRODUÇÃO

Nos últimos anos, assistiu-se a um crescimento sem precedentes da investigação no domínio das nanociências. Existe um otimismo crescente de que a nanotecnologia aplicada à medicina e à medicina dentária trará avanços significativos no diagnóstico, tratamento e prevenção de doenças. A robótica é o ramo da tecnologia que se especializa na conceção, construção, funcionamento e aplicação de robôs, bem como nos sistemas informáticos para o seu controlo, feedback sensorial e processamento da informação. Foi introduzida pelo escritor "Isaac Asimov" no seu livro de ficção científica intitulado I robot, publicado em 1950. De acordo com o Instituto Americano de Robótica, um robô é definido como "um manipulador reprogramável e multifuncional concebido para mover materiais, peças, ferramentas ou dispositivos especializados através de vários movimentos programados para a execução de uma variedade de tarefas".[1]

O termo nanotecnologia foi introduzido pela primeira vez por "Richard Feynman" em 1959 para designar a abordagem científica da criação de materiais, dispositivos e sistemas funcionais através do controlo de átomos à escala nanométrica e da exploração de novos fenómenos e propriedades a essa escala de comprimento.

Isto foi praticamente possível graças a "Eric Drexler", em meados dos anos 80, quando salientou o potencial da nanotecnologia molecular,[2] O termo "Nano" deriva da palavra grega "anão".

A nanotecnologia está a emergir como um campo interdisciplinar que está a sofrer um rápido desenvolvimento e que tem provocado enormes mudanças na medicina e na medicina dentária. O design baseado em nanomateriais é capaz de imitar algumas das propriedades mecânicas e estruturais dos tecidos nativos e pode promover a biointegração.

Embora as obturações dentárias e a terapia periodontal sejam eficazes para o tratamento de doenças dentárias, não restauram a estrutura dentária nativa ou o periodonto. As tecnologias actuais centram-se na utilização de células estaminais dos dentes e do periodonto como uma fonte potencial para a regeneração parcial ou total dos tecidos; no entanto, estas abordagens não oferecem proteção contra futuras doenças dentárias.[3] Os recentes avanços nos nanomateriais proporcionam uma gama mais vasta de restaurações dentárias com propriedades melhoradas, tais como maior resistência à abrasão, elevadas propriedades mecânicas, melhor estética e melhor controlo do ambiente celular. Atualmente, existe um interesse crescente nos nanomateriais/nanotecnologia/nanopartículas em medicina dentária, como se pode verificar pelo elevado número de publicações; de facto, um terço das publicações sobre engenharia de tecidos são da área da medicina dentária A nanotecnologia tem várias aplicações em medicina dentária, incluindo a renaturalização da dentição, a terapia para a hipersensibilidade da dentina, o realinhamento ortodôntico completo numa única consulta, a ligação covalente de esmalte diamantado, o aumento das propriedades dos selantes dos canais radiculares e a saúde oral contínua.[4] De acordo com a recomendação da Comissão Europeia, "nanomaterial" é definido como um material natural, acidental ou manufaturado que contém partículas, num estado não ligado ou como um agregado ou como um aglomerado e em que, para 50% ou mais das partículas na distribuição numérica do tamanho, uma ou mais dimensões externas se situam na gama de 1-100 nm.[5]

As nanopartículas são uma área de investigação que tem ganho popularidade nos últimos anos. As nanopartículas são classificadas como tal devido ao seu tamanho, que varia entre 1 e 100 nm. As dimensões reduzidas destas partículas individuais oferecem uma grande relação superfície/volume, pelo que podem ser extremamente potentes quando entram em contacto com micróbios. São utilizadas como aditivos ou podem também ser utilizadas como revestimentos para vários materiais dentários.[3]

A dimensão nanométrica dos materiais permite-lhes exibir propriedades que não estão presentes nos seus homólogos de maior dimensão.[2]

As nanopartículas antimicrobianas com propriedades físico-químicas melhoradas têm atraído a atenção como antimicrobianos modernos, especialmente no ambiente complicado da cavidade oral. Para controlar a desmineralização induzida pela cárie, os investigadores desenvolveram nanopartículas libertadoras de iões de cálcio e fosfato ou fluoreto, permitindo que os compósitos de resina libertem iões, se o pH diminuir em condições in vitro.

Foram efectuadas extensas investigações in vitro da cristalização da apatite para imitar a topologia hierárquica do esmalte natural. As estratégias para a formação de estruturas biomineralizadas altamente organizadas incluem a agregação orientada de nanocristalitos ou a montagem de nanopartículas de apatite mediadas por suportes orgânicos[6] .

Juntamente com a evolução das sociedades humanas, o comprimento crítico dos dispositivos funcionais passou da escala do milímetro para a do micrómetro para a do nanómetro. A nanociência não é uma tecnologia nova e, durante séculos, foram aplicadas propriedades dependentes do tamanho. Mas, atualmente, as técnicas avançadas de imagiologia tornam possível a compreensão destas nanopartículas10 A nano-dentisteria promoveu a qualidade do tratamento e a manutenção de uma saúde oral abrangente através da aplicação de nanomateriais, da biotecnologia (ou seja, engenharia de tecidos) e da nanorobótica dentária. Os nanomateriais, devido às suas caraterísticas à escala nanométrica, têm propriedades novas, incluindo uma melhor compatibilidade com os sistemas biológicos e uma maior permissividade para o crescimento e a diferenciação celular. No entanto, são de esperar algumas consequências biológicas, como a inflamação e o stress oxidativo.[7]

Estas interações mecânicas à escala nanométrica com receptores de superfície celular conduzem a várias respostas celulares (ou seja, adesão, migração, síntese de ADN e de proteínas) e servem para fins de diagnóstico e terapêuticos.[7]

Uma nova tendência emergente na medicina dentária, para além das suas vastas e tremendas aplicações em vários domínios. O robô pode ser definido como um ser humano artificial sem vasos sanguíneos nem sistema nervoso, mas apenas com a inteligência artificial que o torna mais poderoso, potente e rápido em comparação com o ser humano. A robótica é uma ciência concebida com o cérebro humano para ser mais precisa e rápida. Como a moeda tem duas faces, apesar das muitas aplicações em diferentes domínios, não deve ser mal utilizada[8] O desenvolvimento de novos robôs avançados para numerosas aplicações no domínio dos cuidados de saúde é uma tendência de investigação emergente no domínio da robótica a nível mundial. A utilização de nanorrobôs pode fazer avançar a intervenção biomédica com um procedimento minimamente invasivo e ajudar os doentes que necessitam de uma monitorização constante das funções corporais. O estado da arte está a emergir no domínio da nanorrobótica e das suas aplicações na medicina dentária, especificamente na medicina dentária conservadora, na endodontia e na medicina dentária estética.[9] Os nanorrobôs dentários podem utilizar mecanismos de mobilidade específicos para penetrar nos tecidos humanos com precisão de navegação, adquirir energia e sentir para manipular o que os rodeia em tempo real. Embora possa haver muitas modalidades de tratamento em medicina dentária, as possibilidades de tratamento podem incluir a reparação de dentes cariados e a remoção de manchas do dente. Os nanorrobôs dentários podem ser colocados intracoronalmente para branqueamento de dentes não vitais para regeneração pulpar induzindo anestesia. Podem também eliminar completamente a hipersensibilidade através da remineralização dos túbulos dentinários. Podem também ser utilizados para fins estéticos. Podem nadar na câmara pulpar e no canal para prevenir a inflamação e controlar a infeção no canal.[9] Os nanorrobôs dentários, sob o controlo de um nanocomputador a bordo, rastejam através do tecido humano com mecanismos de motilidade específicos e podem afetar a monitorização, interrompendo ou alterando o tráfego de impulsos nervosos numa célula nervosa individual em tempo real. A anestesia local, a cura da hipersensibilidade permanente, a renaturalização de dentes, os dentifrícios nanorobóticos (dentifirobots) e a regeneração endodôntica são alguns exemplos de aplicação da nanotecnologia na medicina dentária.[10]

A robótica está em fase experimental para utilização em medicina dentária, mas ainda não está em fase clínica. A investigação ainda está em curso e o seu potencial e utilização estão a ser testados noutros países, mas ainda não na Índia, uma vez que são rentáveis. Foram efectuados alguns estudos, mas o número de estudos na Índia é muito limitado. Em suma, a robótica pode ser descrita como o "futuro da medicina dentária". Os nanorrobôs são elementos microscópicos que devem trabalhar em conjunto em grande número para afetar a dimensão microscópica e macroscópica[10]

Os biomateriais nanoestruturados e a nanotecnologia revolucionaram todos os aspectos da ciência e a endodontia não é exceção. Embora a investigação sobre as aplicações da nanotecnologia no tratamento dos canais radiculares tenha sido iniciada em várias áreas de tratamento, são essenciais mais estudos e melhorias a este respeito[10]

Assim, nos capítulos seguintes, esta Dissertação de Biblioteca apresenta as várias terminologias, propriedades dos nanomateriais, o seu mecanismo de ação, a sua aplicação na medicina e na medicina dentária, especialmente na Endodontia, e os vários desafios e âmbito futuro. A LD também se centra na nano robótica, no seu papel no campo médico e dentário e no âmbito da Endo microrobótica.

REVISÃO DA LITERATURA

1. **Fortin T et al (2002)**[11] avaliaram a "Precisão da transferência do planeamento pré-operatório para implantes orais com base em imagens de TC de feixe cónico" através de uma máquina de perfuração robótica. Neste estudo, foi avaliado um sistema guiado por imagens para a colocação de implantes orais. Foi elaborada uma ferramenta mecânica especialmente concebida para transferir o eixo do implante pré-operatório planeado em imagens tridimensionais para uma férula cirúrgica através de uma máquina de perfuração controlada numericamente. O método apresentado foi de baixo custo e alta precisão para reduzir o risco de lesão de estruturas anatómicas críticas e para eliminar o erro de colocação manual.

2. **Janet D et al (2006)**[12] afirmou que o desenvolvimento de um micro robô endodôntico é a peça central do desenvolvimento da tecnologia endodôntica avançada. Em comparação com os métodos de acesso convencionais para o tratamento do canal radicular, esta investigação apresenta um método menos invasivo para o acesso automatizado e a preparação do canal durante a terapia endodôntica. O tratamento automatizado utilizando o micro robô endodôntico evita problemas

identificados com as técnicas convencionais (por exemplo, abertura inadequada, remoção excessiva de dentes) e proporciona aos pacientes um tratamento de canal seguro, preciso e fiável. Com monitorização em linha e controlo inteligente, esta máquina efectua o tratamento automático de

sondagem, perfuração, limpeza e obturação do canal radicular.

3. **Saravana Kumar R et al (2006)**[13] afirma que a ideia básica da nanotecnologia, no sentido restrito do termo, consiste em utilizar átomos e moléculas individuais para construir estruturas funcionais. A longo prazo, os nanorrobôs médicos permitirão o diagnóstico e o extermínio instantâneos de agentes patogénicos, a cirurgia de células individuais in vivo e a melhoria das funções fisiológicas naturais. Os investigadores esclareceram que a investigação atual se centra no fabrico de nanoestruturas, nanoactuadores e nanomotores, juntamente com meios para os montar em sistemas maiores, de forma económica e em grande número. Foram discutidas as abordagens topdown e bottom-up em nano-dentistry.

4. **Sujatha V et al (2010)**[14] afirmam que as potenciais aplicações

biomédicas e dentárias dos nanorrobôs. Os nanorrobôs são máquinas à macro ou à microescala que permitem interações de precisão com objectos à nanoescala ou que podem ser manipulados com uma resolução à nanoescala. O artigo resumiu que todos os actuais desenvolvimentos tecnológicos orientam os clínicos para um passo mais próximo dos nanorrobôs como ferramentas operacionais simples num futuro próximo.

5. **Sunandan M et al (2013)**[15] afirmaram que uma visão do design e das aplicações da micro-máquina robótica inteligente aplicável à preparação do canal radicular com capacidades de monitorização em linha que aumentarão a precisão e a eficiência do tratamento. O objetivo era modernizar o tratamento tradicional, passando de uma "arte manual" para uma automação baseada na ciência. A transmissão de doenças entre o dentista e o paciente é impossível quando o robot é utilizado. Além disso, o robô pode ser útil na prestação de cuidados dentários em países em guerra ou com problemas económicos.

6. **Bottino M.C et al (2013)**[16] afirmaram que os scaffolds electrospuns contendo antibióticos à base de polímeros poderiam funcionar como

um sistema de administração de fármacos antimicrobianos biologicamente seguro para endodontia regenerativa. Este estudo relatou pela primeira vez a síntese, a caraterização dos materiais, a capacidade antimicrobiana e a citocompatibilidade de novos scaffolds nanofibrosos contendo antibióticos para endodontia regenerativa. Em alguns dos estudos, os scaffolds contendo antibióticos são promissores para a melhoria das actuais estratégias regenerativas, fornecendo um sistema de administração de fármacos para desinfetar dentes necróticos maduros e permanentes através de uma libertação controlável de doses baixas, mas eficazes, de antibióticos, quando comparadas com os tratamentos convencionais, servindo simultaneamente de matriz para o crescimento e diferenciação de células estaminais da papila apical após a indução de hemorragia.

7. **Neetha J et al (2013)**[17] afirmam que o fenómeno da nanotecnologia, tal como se aplica à medicina dentária, constitui um novo campo denominado nanodontologia. As possibilidades de tratamento podem incluir a aplicação da nanotecnologia à anestesia local, a renaturalização da dentição, a cura permanente da hipersensibilidade, o realinhamento ortodôntico completo numa

única consulta, o esmalte ligado covalentemente e a manutenção contínua da saúde oral utilizando dentifrobots mecânicos. A nanotecnologia na medicina dentária enfrenta ainda muitos desafios. Existem pontos de vista contraditórios relativamente à utilização de nanorrobôs in vivo. Estes pontos de vista têm de ser abordados antes de a nanotecnologia poder ser incorporada no armamentário da medicina moderna.

8. **Bhardwaj A et al (2013)**[18] afirmam que a revisão do estado atual e das potenciais aplicações clínicas da nanotecnologia, da nanomedicina e da nanodentisteria fornece um quadro completo da nanorobótica dentária e dos nanomateriais dentários.

9. **Gambhir RS et al (2013)**[19] afirmam que o domínio da nanotecnologia tem um potencial notável que pode trazer melhorias consideráveis para a saúde humana, uma melhor utilização dos recursos naturais e uma redução da poluição ambiental. Uma variedade de nanoestruturas, tais como nanorrobôs, nanoesferas, nanofibras, nanobastões, etc., tem sido estudada para várias aplicações em medicina dentária e medicina. A medicina dentária preventiva também utilizou a nanodentística para desenvolver os nanomateriais a incluir numa variedade de produtos de saúde oral.

Os nanobastões poderiam contribuir para uma aproximação artificial prática de uma estrutura natural como o esmalte, uma vez que são semelhantes aos bastões de esmalte que constituem a estrutura cristalina básica do esmalte dentário.

As nanoesferas podem ser utilizadas de forma semelhante aos nanobastões na formulação da tecnologia de restauração.

10. **Manjusha R et al[1] (2014)[20]** avaliaram a investigação atual no domínio da robótica dentária. Esta revisão forneceu pormenores sobre nano e micro robôs. Concluíram que a robótica poderia oferecer à medicina dentária uma maior precisão, previsibilidade, segurança, qualidade dos cuidados e rapidez do tratamento. Tem o potencial de alterar a qualidade da saúde dentária das pessoas em apenas alguns anos.

11. **Sivaramakrishnan SM et al (2014)[21]** afirmou que "Nanotechnology in Dentistry" fornece uma discussão abrangente do presente e do futuro da nanotecnologia na medicina dentária, que inclui várias abordagens, utilizações e desafios enfrentados pela nano-dentisteria. Esta revisão concluiu que a nanotecnologia irá revolucionar os cuidados de saúde, especialmente a medicina

dentária, de forma mais profunda do que muitos outros desenvolvimentos do passado. Tem o potencial de trazer benefícios significativos, como a melhoria da saúde. No entanto, tal como acontece com qualquer outra tecnologia, também comporta um potencial de utilização incorrecta e abusiva. A evolução da nanotecnologia ajudará os dentistas com materiais, medicamentos e equipamentos fabricados com maior precisão, melhorando a segurança e a adesão dos pacientes.

12. **Amit K et al (2015)**[22] avaliou "Bioactive Glass Nanoparticle for Applications in Dentistry" (Nanopartículas de vidro bioativo para aplicações em medicina dentária), que discutiu os vários benefícios do NovaMin na terapia periodontal, que inclui a regeneração de ossos e tecidos. Este artigo foi resumido como a riqueza da ciência por detrás do desenvolvimento de tais materiais, o que levou a investigações da NovaMin para aplicações de cuidados de saúde oral para além do tratamento da sensibilidade dentária, incluindo a regeneração óssea e de tecidos. O potencial destes materiais para a remineralização tanto do esmalte como da dentina foi estudado in vitro e in situ e é prometedor.

13. **Dong K et al (2015)**[23] efectuaram um estudo sobre "Biomateriais

Compósitos Nanodiamond_Gutta Percha para a Terapia de Canais Radiculares". Este estudo desenvolveu um GP incorporado em ND (NDGP) que foi funcionalizado com amoxicilina, um antibiótico de largo espetro normalmente utilizado para a infeção endodôntica. Este estudo demonstrou que a robustez mecânica do GP também aumentou com a incorporação de ND, melhorando as propriedades de manuseamento durante a implementação clínica. Devido às suas propriedades antimicrobianas e ao aumento da durabilidade, o NDGP pode aumentar a taxa de sucesso das terapias endodônticas convencionais e reduzir a necessidade de tratamentos adicionais, incluindo retratamentos.

14. **Gislaine C et al (2015)24** fizeram uma revisão sobre "Advances in Dental Materials through Nanotechnology: Factos, Perspectivas e Aspectos Toxicológicos". Esta revisão discutiu os novos desenvolvimentos na nanotecnologia aplicada à medicina dentária, centrando-se na utilização de nanomateriais para melhorar a qualidade dos cuidados orais, as perspectivas da investigação nesta área e as discussões sobre as preocupações de segurança relativas à utilização de nanomateriais dentários.

15. **Abiodun S et al (2016)**[25] , num artigo de revisão sobre a

nanotecnologia, transmitiu uma bela mensagem: a nanotecnologia influencia quase todas as facetas da vida quotidiana, da segurança à medicina. Na nanotecnologia, a análise pode ser efectuada ao nível da manipulação de átomos, moléculas e ligações químicas entre eles. Constitui a base de novos métodos de diagnóstico e prevenção de doenças. A nanotecnologia revolucionará a prática clínica dentária e os serviços de cuidados de saúde oral tornar-se-ão menos stressantes para os cirurgiões-dentistas, mais aceitáveis para os pacientes e o resultado será significativamente mais favorável.

16. **Kumar P et al (2017)**[10] fez uma revisão sobre "Future Advances in Robotic Dentistry" (Avanços futuros na medicina dentária robótica), que deu uma imagem completa sobre robôs no campo da medicina dentária, micro robô endi, robôs cirúrgicos, broca dentária robótica, robô de arranjo de dentes, robô de implantologia dentária, robôs de dobragem de arcos ortodônticos. Pode alterar a saúde dentária das pessoas e será muito mais segura. Com as novas tecnologias emergentes, o futuro da medicina dentária é incerto e a nossa preocupação reside no facto de a tecnologia dever ser aceite pelas pessoas e de nós, enquanto clínicos, podermos utilizar esta tecnologia no nosso ensino diário e na nossa prática clínica.

17. **Sheenam M et al (2017)2**[6] declarou os "Avanços Recentes da Nanotecnologia em Endodontia". Ele denominou a nanotecnologia como a ciência da produção de materiais funcionais e estruturas no intervalo de 0,1 nm a 100 nm. O domínio da nanotecnologia tem um enorme potencial que, se for aproveitado de forma eficiente, pode trazer benefícios significativos para a sociedade humana, tais como a melhoria da saúde e uma melhor utilização dos recursos naturais. No futuro, vislumbra-se uma era da medicina dentária em que todos os procedimentos serão efectuados com equipamentos e dispositivos baseados na nanotecnologia.

18. **Neha S et al (2017)**[27] discutiram a conceção mecânica e o fabrico de microrrobôs endodônticos e as inovações envolvidas, desde a forma tradicional de tratamento do canal radicular dos endodontistas até ao sistema baseado na ciência e na tecnologia. Foi mencionado que a microrobótica é um campo que está a receber muita atenção atualmente. Os termos micro robôs ou micro robótica estão relacionados com robôs capazes de manipular objectos e realizar operações ao nível do micrómetro. O desenvolvimento do micro robô endodôntico irá alterar a forma tradicional de tratamento dos canais radiculares para um procedimento de tratamento mais preciso, que

poupa tempo e é automatizado e controlado por computador, com inúmeras vantagens. Este artigo conclui dizendo que é muito dispendioso e que ainda é necessária mais investigação relativamente ao seu fabrico e aplicações clínicas.

19. **Dayanand C et al (2017)28** analisaram o conceito básico de nanomateriais, as inovações recentes em nanomateriais e as suas aplicações em dentisteria de restauração e endodontia. As aplicações em endodontia, tais como materiais de substituição óssea, nanoneedles e pinças, selante endodôntico, foram bem explicadas. Afirmou que a nanodentistry dará uma nova visão aos cuidados de saúde oral abrangentes, uma vez que as tendências da saúde oral têm vindo a mudar para uma intervenção mais preventiva do que um procedimento curativo e restaurador.

20. **Manojkanna K et al (2017)[29]** afirmaram que a nanodentistry implica a aplicação de nanomateriais para o tratamento, com o objetivo de melhorar a saúde oral abrangente. No campo da endodontia, o desenvolvimento de nanomateriais está focado em etapas que melhorariam a eficácia antimicrobiana. O presente estudo tem como objetivo avaliar a eficácia de diferentes sistemas de

irrigação com nanopartículas para melhorar a eficácia antibiofilme no canal radicular. A aplicação de nanopartículas sob a forma de solução para irrigação, medicação e como aditivo para material de selagem/restauração foi avaliada para melhorar principalmente a eficácia antibiofilme no canal radicular; além disso, as nanopartículas funcionalizadas podem proporcionar um melhor efeito antibacteriano. O quitosano tem excelentes propriedades antivirais, antibacterianas e antifúngicas. Os compostos e nanopartículas de prata são utilizados em biomedicina, principalmente devido às suas propriedades antibacterianas. No caso da aplicação dentária, a prata e as suas nanopartículas foram testadas para aplicação como material de enchimento retrógrado endodôntico, material de restauração dentária, implantes dentários e solução inibidora de cáries.

21. **Bhat D et al (2017)**[30] analisaram a aplicação da robótica na medicina dentária. A conclusão foi que, embora o mundo robótico de precisão e exatidão seja falado e implementado em muitas áreas, ainda apresenta várias limitações. Nos países em desenvolvimento, os robots que substituem os humanos são vistos como ficção científica.

Há sempre uma procura de progresso. Assim, a medicina dentária robotizada é uma ficção que poderá ser uma realidade numa questão de tempo.

22. **Bijo Al et al (2018)**[31] apresentou uma visão sobre a nanotecnologia na medicina dentária, abordando os seus impactos sociais, sanitários e éticos. Foram discutidas as aplicações da nanotecnologia no diagnóstico dentário, nos materiais dentários e na medicina dentária preventiva. Os nanomateriais, quando comparados aos materiais convencionais, geralmente apresentam propriedades físicas e mecânicas superiores. Os nanomateriais são utilizados em novos sistemas de administração de medicamentos orais, na prevenção de doenças dentárias comuns como a cárie e as doenças periodontais e até no tratamento do cancro oral.

23. **Kishen A et al (2018)**[32] afirmou sobre as estratégias de desinfeção mais recentes em endodontia que visam eliminar as bactérias do biofilme não só dos canais principais, mas também das porções não instrumentadas e complexidades anatómicas do sistema de canais radiculares sem induzir efeitos adversos no tecido perirradicular. Esta revisão deu uma imagem completa das nanopartículas de

quitosano, vidro bioativo e prata e da funcionalização destas nanopartículas como desinfectantes.

24. **Sagar S et al (2018)**[33] referiu-se aos nanorrobôs, como funcionam, estrutura e componentes, fonte de energia e suas aplicações. A robótica em medicina dentária será o futuro próximo com todas as tecnologias necessárias equipadas que poderão ser desenvolvidas e facilmente adaptadas. Este avanço das técnicas tradicionais para o mundo digital alargou o âmbito do tratamento e dos procedimentos dentários com a utilização de robôs.

25. **Akbarianrad N et al (2018)**[34] na revisão sobre Aplicações da nanotecnologia na endodontia mencionaram que Esta tecnologia pode ser utilizada em vários aspectos da medicina dentária e este artigo deu uma nota sobre a nanotecnologia na endodontia, uma vez que pode ser utilizada em cargas, irrigantes e terapia fotodinâmica para obter resultados mais benéficos. Com base nos estudos revistos, reconhece-se que as nanopartículas antibacterianas podem ser utilizadas para desinfeção e demonstraram uma eficácia aceitável na eliminação de células bacterianas. Além disso, a nanotecnologia é aplicável aos selantes utilizados em endodontia, pois ao utilizar

materiais nanométricos, a propriedade anti-fuga do selante pode ser melhorada. Além disso, a nanotecnologia pode ser aplicada na terapia fotodinâmica em endodontia. Ao utilizar a nanotecnologia, é possível aumentar a eficácia deste método em comparação com os métodos tradicionais normalmente utilizados.

26. **Verma S et al (2018)35** afirmaram que as futuras suspensões anestésicas locais baseadas na nanotecnologia consistirão em milhões de microns de robôs dentários ambulantes analgésicos activos suspensos numa suspensão coloidal. Estas suspensões anestésicas de alta tecnologia, quando em contacto com a superfície do dente ou com a gengiva, atingirão a polpa, provocando a cessação temporária e reversível de toda a sensibilidade ou dor no dente, especificamente na área de interesse que requer o tratamento. O campo da nanotecnologia tem perspectivas brilhantes, uma vez que este domínio evolutivo da ciência oferece a possibilidade de grandes avanços e melhorias no campo da medicina dentária com uma extrapolação dos recursos actuais para uma nova escala.

27. **AlKahtani R et al (2018)**[36] afirmaram que as aplicações da nanotecnologia na endodontia incluem a incorporação de

nanopartículas de bio-cerâmica, tais como bioglass, zircónia e cerâmica de vidro em selantes endodônticos. Verificou-se que o uso de nanopartículas aumenta a adaptação do adesivo às nanoirregularidades, além de seu rápido tempo de presa em comparação com os cimentos convencionais, sua estabilidade dimensional, insolubilidade no fluido tecidual, ligação química ao tecido dentário e osseocondutividade. Além disso, foram efectuados estudos para melhorar a guta percha (GP), através da incorporação de partículas de nano-diamante. Além disso, foi registada uma adaptação de alta qualidade às paredes do canal e uma formação mínima de vazios, o que demonstra o grande potencial para a utilização da nano-GP como uma obturação endodôntica melhorada.

28. **Bhushan J et al (2019)**[37] afirmou que a nanotecnologia teve impacto em quase todas as facetas da ciência e do desenvolvimento. É natural que a medicina e a medicina dentária também estejam a ser influenciadas por este recém-chegado que tem um potencial imenso. Quando comparadas com materiais a granel, as NPs proporcionam maiores benefícios, uma vez que são moléculas de estabilidade relativamente baixa, com baixa coordenação e ligações insatisfeitas que lhes permitem interagir com outras partículas de forma eficaz e

fácil. O tratamento antibacteriano baseado em NPs tem o potencial de melhorar a eficácia antibacteriana/antibiofilme. Apresentam vantagens distintas quando aplicadas em medicina dentária/endodontia. Todo o conceito de nanotecnologia nos cuidados de saúde deve ser aceite com zelo positivo e cautela para o desenvolvimento futuro.

29. **Raura N et al (2020)**[3] 8 afirmou que a era dos nanomateriais teve uma impressão duradoura no domínio da ciência médica. No domínio da endodontia, existem sérias preocupações relativamente à erradicação do biofilme microbiano do sistema de canais radiculares. As nanopartículas são mais eficientes, com boas capacidades de ligação e química de superfície, em comparação com os materiais convencionais. A aplicação de NPs de materiais naturais e sintéticos está a evoluir rapidamente na medicina dentária. Estes biomateriais têm ajudado no tratamento de doenças orais e na erradicação da smear layer e dos biofilmes. Combinando todos os seus aspectos benéficos, estas NPs proporcionarão uma nova mudança de paradigma na medicina dentária.

30. **Sachdeva S et al (2021)**[39] afirmam que a nanorrobótica é um domínio em que serão criados robôs microscópicos para realizar

procedimentos médicos e dentários. Com o acesso à robótica a nível nanométrico no mundo dentário, o objetivo será tratar as doenças dentárias de forma rápida e mais eficaz, causando o mínimo de dor. Os nanorrobôs serão constituídos por estruturas inteligentes que terão a capacidade de incitar, detetar, sinalizar, processar informações e efetuar os procedimentos necessários.

tratamento à escala nanométrica.

1 UM ESBOÇO SOBRE NANO-PARTÍCULAS

a) TERMINOLOGIA

Nanociência:

A nanociência é o estudo dos fenómenos e a manipulação de materiais à escala nanométrica, sendo essencialmente uma extensão das ciências existentes à escala nanométrica.[9]

Material à nanoescala:

Os materiais à escala nanométrica podem ser definidos como aqueles cuja escala de comprimento caraterística se situa na gama nanométrica (ou seja, na gama entre uma e várias centenas de nanómetros).[9]

Nanopartículas:

A nanopartícula é definida como uma partícula com dimensão <100nm.[9]

Nano-dentistry:

A nano-dentisteria é a ciência e a tecnologia da manutenção de uma saúde oral quase perfeita através da utilização de nanomateriais, incluindo a engenharia de tecidos e a nanorobótica.[10]

Partículas de nanoenchimento:

As partículas de nanocargas são pós com partículas não agregadas ou substancialmente aglomeradas.[10]

Nanocompósito:

Os materiais nanocompósitos alargaram-se significativamente, passando a abranger uma grande variedade de sistemas, tais como materiais unidimensionais, bidimensionais, tridimensionais e amorfos, constituídos por componentes distintos e misturados à escala nanométrica.[9]

Compósitos nanohíbridos:

Partículas de tamanho nanométrico são combinadas com tecnologia de enchimento mais convencional (10 a 1000nm)[10]

Materiais à nanoescala:

Os domínios emergentes da ciência, engenharia e tecnologia à escala nanométrica - a capacidade de trabalhar ao nível molecular, átomo a átomo, para criar grandes estruturas com propriedades e funções fundamentalmente novas - estão a conduzir a uma compreensão e a um controlo sem precedentes dos blocos de construção básicos e das propriedades das coisas naturais e artificiais.

Os materiais à escala nanométrica podem ser definidos como aqueles cuja escala de comprimento caraterística se situa na gama nanométrica (ou seja, na gama entre uma e várias centenas de nanómetros). Na escala de comprimento nanométrica, as propriedades da matéria são suficientemente diferentes dos átomos ou moléculas individuais e dos materiais a granel; o estudo foi designado como nanociência.[9]

A Recomendação da Comissão Europeia refere que por nanomaterial se entende um material natural, acidental ou manufaturado que contém partículas, num estado não ligado ou como um agregado ou aglomerado e em que, para 50% ou mais das partículas na distribuição numérica do tamanho, uma ou mais dimensões externas se situam na gama de 1-100 nm.[10]

a) CLASSIFICAÇÃO DAS NANOPARTÍCULAS

As NPs podem ser classificadas em três categorias principais, como se segue:

1. Com base na sua origem, as NPs podem ser classificadas como

a. Natural

b. Artificial.

2. Com base na dimensão, são classificadas como nanoestruturas de dimensão zero, como as NPs, unidimensionais, como os nanobastões, e bidimensionais, como as películas finas.

3. Com base na configuração estrutural, são descritas como NPs à base de carbono, metalNP, dendrímeros e compósitos.[40]

Nanoparticles based on composition				
Inorganic	Metallic	Polymeric	Quantum dots	Functionalized
Zinc oxide	Gold	Alginate	Cadmium sulfide	With:
Iron oxide	Silver	Chitosan	Cadmium selenide	Drugs
Titanium dioxide	Iron			Photosensitizers
Cerium oxide	Copper			Antibodies
Aluminum oxide	Magnesium			Proteins

Quadro 1: NANOPARTICULAS COM BASE NA COMPOSIÇÃO

O que torna as nanopartículas diferentes dos materiais a granel?

Quando comparadas com materiais a granel, as NPs proporcionam maiores benefícios, uma vez que são moléculas de estabilidade relativamente baixa, com baixa coordenação e ligações insatisfeitas que lhes permitem interagir eficazmente com outras partículas. Além disso, apresentam efeitos de confinamento quântico em materiais com electrões deslocalizados. Além disso, o rácio entre a área de superfície elevada e o volume desempenha um papel importante na determinação das estatísticas energéticas das partículas. O conceito de NPs como agentes antimicrobianos é muito inovador e utiliza mecanismos bastante diferentes que contrastam com os mecanismos antimicrobianos dos antibióticos. Por conseguinte, a resistência aos antibióticos torna-se uma questão redundante. Para além de perturbarem o processo de síntese da parede celular, como acontece com os materiais convencionais, as NPs têm também o potencial de inibir várias enzimas, como a RNA polimerase dependente do ADN e a DNA girase. Além disso, podem ser efectuadas alterações e modificações químicas, magnéticas, eléctricas, mecânicas e ópticas para obter mais benefícios. 1[4]

a) **PROPRIEDADES DAS NANOPARTÍCULAS**

As NPs antimicrobianas conseguiram captar a atenção para o tratamento de infecções relacionadas com o ambiente da cavidade oral. Isto é possível devido às suas várias propriedades físico-químicas que incluem o seu comportamento diferente com diferentes substâncias, a sua natureza anti-adesiva, as suas caraterísticas biocidas e a sua capacidade de entrega potencialmente satisfatória.

As várias caraterísticas da superfície das NPs devem-se à sua interação superficial com as proteínas plasmáticas, o que limita a sua absorção pelo sistema reticuloendotelial. As propriedades físicas e químicas das NPs podem ser explicadas sob quatro pontos.

1) **Tamanho**

O tamanho das NP desempenha um papel vital. É necessário que tenham um tamanho ótimo, normalmente na gama de 10-100 nm. Tamanhos <10 nm e >100 nm não são capazes de exibir o efeito terapêutico porque as partículas muito pequenas são desviadas do corpo através dos rins e as partículas muito grandes são absorvidas pelo sistema reticuloendotelial para eliminação.[21]

2) **Carga de superfície**

A carga da superfície tem influência na eficácia antimicrobiana porque as NPs com carga adequada podem ligar-se facilmente às paredes celulares de carga oposta dos microrganismos, potenciando assim o seu efeito. Uma carga forte permite uma maior eficácia, mas, por outro lado, compromete a estabilidade da formulação de NPs resultante das forças de repulsão eletrostática entre as NPs. Por conseguinte, as NPs têm de ser carregadas de forma óptima, tanto em relação à carga negativa/positiva como à quantidade de carga.[19]

3) **Composição da superfície**

O revestimento hidrofílico e biocompatível e a elevada relação área superficial/volume melhoram a interação das NPs com os receptores celulares, que pode ainda ser melhorada através da ligação de ligandos à superfície das NPs, adequando-se assim a várias aplicações biológicas. A composição da superfície torna-se um parâmetro muito importante devido ao rácio área superficial/volume muito elevado que as NPs possuem. Para citar um exemplo, esta composição da superfície foi explorada de forma óptima através da utilização de NPs superparamagnéticas de óxido de ferro para várias aplicações biomédicas, devido à sua baixa toxicidade e biodegradabilidade, uma vez que o produto de ferro é reciclado pelas células.[40]

4) **Adsorção de proteínas**

Certos polímeros, como o polietilenoglicol, quando revestidos nas superfícies das NP, inibem a adsorção de proteínas, o que aumenta a sua meia-vida, uma vez que as proteínas plasmáticas circulantes têm uma elevada afinidade para a superfície das NP e um número bastante elevado destas proteínas tem o potencial de atuar como opsoninas, tornando-as propensas ao reconhecimento e subsequente fagocitose por monócitos e macrófagos, provocando assim uma rápida remoção do organismo.[40]

5) **Funcionalização**

Normalmente, as NPs em bruto não possuem as propriedades

desejadas para aplicações biomédicas e têm problemas com a sua estabilidade/aplicação/entrega no local-alvo. eficácia, mas, por outro lado, comprometeriam a estabilidade da formulação da NP resultante de forças repulsivas electrostáticas entre os

NPs. Por conseguinte, as NPs têm de ser carregadas de forma óptima, tanto em relação à carga negativa/positiva como à quantidade de carga.[19]

6) **Composição do corpo celular**

O revestimento hidrofílico e biocompatível e a elevada relação área superficial/volume melhoram a interação das NPs com os receptores celulares, que pode ainda ser melhorada através da ligação de ligandos à superfície das NPs, adequando-se assim a várias aplicações biológicas. A composição da superfície torna-se um parâmetro muito importante devido ao rácio área-volume muito elevado que as NPs possuem. Para citar um exemplo, esta composição da superfície foi explorada de forma óptima através da utilização de NPs superparamagnéticas de óxido de ferro para várias aplicações biomédicas, devido à sua baixa toxicidade e biodegradabilidade, uma vez que o produto de ferro é reciclado pelas células.[19]

7) **Absorção de proteínas**

Certos polímeros, como o polietilenoglicol, quando revestidos nas superfícies das NP, inibem a adsorção de proteínas, o que aumenta a sua meia-vida, uma vez que as proteínas plasmáticas circulantes têm uma elevada afinidade para a superfície das NP e um número bastante elevado destas proteínas tem o potencial de atuar como opsoninas, tornando-as propensas ao reconhecimento e subsequente fagocitose por monócitos e macrófagos, provocando assim uma rápida remoção do organismo.

8) **Funcionalização**

Normalmente, as NPs em bruto não possuem as propriedades desejadas para aplicações biomédicas e têm problemas com a sua estabilidade/aplicação/entrega no local-alvo. eficácia, mas, por outro lado, comprometeria a estabilidade da formulação de NPs resultante de forças repulsivas electrostáticas entre as NPs. Por conseguinte, as NPs têm de ser carregadas de forma óptima, tanto em relação à carga negativa/positiva como à quantidade de carga.

9) Composição da superfície

O revestimento hidrofílico e biocompatível e a elevada relação área superficial/volume melhoram a interação das NPs com os receptores celulares, que pode ainda ser melhorada através da ligação de ligandos à superfície das NPs, adequando-se assim a várias aplicações biológicas. A composição da superfície torna-se um parâmetro muito importante devido ao rácio área superficial/volume muito elevado que as NPs possuem. Para citar um exemplo, esta composição da superfície foi explorada de forma óptima através da utilização de NPs superparamagnéticas de óxido de ferro para várias aplicações biomédicas, devido à sua baixa toxicidade e biodegradabilidade, uma vez que o produto de ferro é reciclado pelas células.[13]

10) Adsorção de proteínas

Certos polímeros, como o polietilenoglicol, quando revestidos nas superfícies das NP, inibem a adsorção de proteínas, o que aumenta a sua meia-vida, uma vez que as plasmaproteínas circulantes têm uma elevada afinidade para a superfície das NP e um número bastante elevado destas proteínas tem o potencial de atuar como opsoninas, tornando-as propensas ao reconhecimento e subsequente fagocitose por monócitos e macrófagos, provocando assim uma rápida remoção do organismo.[14]

11) **Funcionalização**

Normalmente, as NPs em bruto não possuem as propriedades desejadas para aplicações biomédicas e têm problemas com a sua estabilidade/aplicação/entrega no local alvo. composição/estrutura/carga da superfície. Como resultado da funcionalização, a NP pode ser o núcleo que pode ter adsorção/revestimento de certos outros materiais. Esta superfície pode ainda ter uma molécula ligada a ela para que se torne biocompatível e torne o conjunto eficiente para se ligar ao sítio alvo. Este processo utiliza frequentemente ligações covalentes/ligações não covalentes e/ou encapsulamento.[41]

VÁRIAS NANOESTRUTURAS UTILIZADAS EM MEDICINA DENTÁRIA

As nanoestruturas habitualmente exploradas, que podem apresentar resultados promissores em termos de indentação, são as seguintes

i. Nanopartículas

As nanopartículas (diâmetros entre 0,1 nm e 100 nm) das várias composições representam a utilização mais generalizada de unidades à escala nanométrica em medicina dentária.

Os resultados clínicos de dois anos mostraram que estes estão atualmente a ser utilizados em restaurações de hemácias. Juntamente com a evolução das nanopartículas para compósitos dentários, está a ser dada uma maior atenção às reformulações dos silanos interfaciais. Os RBCs nanohíbridos são atualmente o exemplo mais omnipresente desta tecnologia.[42]

Exemplo: Nanotubos de carbono, grafeno.

ii. Nanorods

Estes servem como uma ferramenta útil no contexto da restauração. Alguns autores sintetizaram nanobastões de hidroxiapatite (HA) semelhantes a prismas de esmalte que exibiram propriedades de auto-montagem. Os nanobastões poderiam contribuir para uma aproximação artificial prática de uma estrutura natural como o esmalte, uma vez que são semelhantes aos bastões de esmalte que constituem a estrutura cristalina básica do esmalte dentário.[42]

Exemplos: Nanobastões de carbono, nanobastões de ouro, nanobastões de óxido.

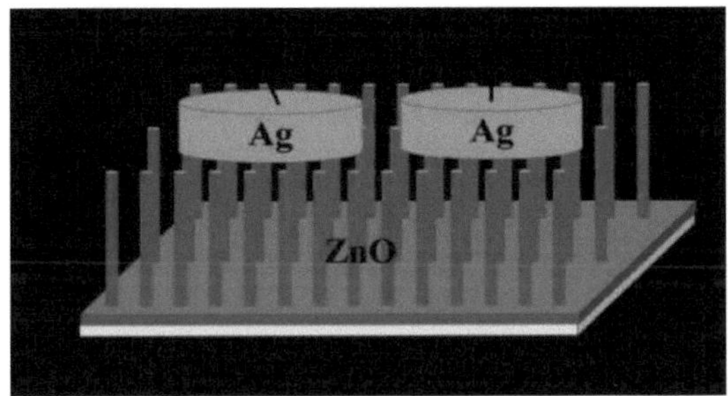

FIG. 1: NANO VARETAS

i. Nanoesferas

As nanoesferas são uma matriz polimérica de forma esférica, com um diâmetro que varia entre 10 e 200 nm. As nanoesferas podem ser utilizadas de forma semelhante aos nanoesferas na formulação da tecnologia de restauração. Especificamente, a montagem de nanoesferas em conjunto com a deposição de fosfato de cálcio e a montagem de nano-cadeias de amelogenina é útil no contexto da restauração.[42]

ii. Nanotubos

Foram investigados diferentes tipos de nanotubos para aplicações dentárias numa série de direcções interessantes. Foi demonstrado *in vitro* que os nanotubos de óxido de titânio aceleram a cinética da formação de HA, de modo a servirem de revestimento, o que pode acelerar o crescimento ósseo na superfície dos implantes. Mais recentemente, foi demonstrado que os nanotubos de carbono de parede simples modificados melhoram a resistência à flexão das hemácias.[442]

Exemplo: Nanotubos de titânio.

iii. Nanofibras

As nanofibras têm sido exploradas pela sua potencial utilização em medicina dentária para gerar cerâmicas contendo HA e fluor-HA. Os cristais de silicato nanofibrilares também foram recentemente estudados na capacidade de reforço de compósitos dentários. Estas nanofibras demonstraram uma melhoria das propriedades físicas dos compósitos quando adicionadas em proporções corretas.[42]

iv. Dendrímeros e copolímeros dendríticos

Os dendrímeros são compostos macromoleculares constituídos por uma série de ramificações em torno de um núcleo interno. Os dendrímeros e os copolímeros dendríticos têm sido estudados, embora menos extensivamente do que outras nanoestruturas, em relação a aplicações de compósitos dentários. Foram relatadas combinações de polímeros específicos para otimizar a eficácia das aplicações de restauração.[42]

v. **Nanoporos**

Os implantes de titânio são amplamente utilizados na cirurgia dentária e ortopédica devido às suas propriedades mecânicas e biocompatíveis favoráveis. A fim de promover a osteointegração dos implantes, foram propostos vários tratamentos de superfície. Foi recentemente demonstrado que as superfícies de titânio com nanoporos de 30 nm podem promover a diferenciação osteoblástica precoce e, consequentemente, a rápida osteointegração dos implantes de titânio.[42]

vi. **Nano-cascas**

Podem revelar-se benéficas no tratamento de pacientes que sofrem de cancro oral. Trata-se de minúsculas esferas revestidas de ouro. Manipulando a espessura das camadas que compõem as nano-cascas, os cientistas podem conceber estas esferas para absorverem luz infravermelha próxima, criando um calor intenso que é letal para as células cancerígenas.[34]

Seguem-se outras nanoestruturas que têm aplicações potenciais noutros domínios dos cuidados de saúde e que podem também revelar-se uma ferramenta útil na medicina dentária.

1. Lipossomas
2. Pontos Quânticos
3. Fulerenos
4. Nanofios
5. Nanobelts
6. Nanorings

b) **SÍNTESE**

Existem dois tipos diferentes de abordagens através das quais podemos preparar NPs.

1. Abordagem descendente
2. Abordagem ascendente.

A abordagem **descendente** reduz o tamanho do material da massa para a nanoescala, utilizando tratamentos especiais como a trituração/ablação/gravação/expulsão. A abordagem **de baixo para cima** consiste na preparação de NP/nanoestruturas utilizando sobretudo reacções químicas.

Os vários métodos utilizados incluem:

1. Química (por formação, acumulação, nucleação e crescimento de monómeros)
2. Eletroquímica (sistema de dois eléctrodos em que o metal a

granel é mantido num ânodo e transformado em cristais metálicos)

3. Química húmida (utilizando água ultrapura e movimento de agitação)

4. Pirolítica (atomização da solução e mistura com polímeros solúveis)

5. Micro-ondas (utilizando vácuo desionizado, etanol absoluto e irradiação com energia de micro-ondas)

6. Hidrotermal (utilizando solventes e mineralizadores em autoclaves e reactores)

7. Micossíntese (utilizando filtrado fúngico, precipitação e calcinação).

8. Sonoquímica (envolvendo a sonicação por ultra-sons de alta intensidade de sal metálico e oxigénio).

9. Solução-gel (envolve condensação e hidroxilação de moléculas precursoras)

10. Co-precipitação (o precursor do sal é convertido em hidróxido de metal num meio aquoso com a adição de hidróxido de amónio ou hidróxido de sódio)

11. Biossíntese (utilizando extractos de plantas ou secreções

microbianas para facilitar a formação de MeO-NP).[40]

c) **FABRICO DE NANOPARTÍCULAS**

Existem vários métodos para criar nanopartículas; a atrição e a pirólise são métodos comuns.

Na atrição, as partículas de macro ou microescala são moídas num moinho de bolas, num moinho de bolas planetário ou noutro mecanismo de redução de tamanho. As partículas resultantes

são classificados ao ar para recuperar as nanopartículas.[43]

Na pirólise, um precursor orgânico (líquido ou gás) é forçado a passar por um orifício a alta pressão e queimado. As cinzas resultantes são classificadas ao ar para recuperar as nanopartículas de óxido.[44]

i) **Plasma térmico:**

O plasma térmico pode fornecer a energia necessária para provocar a evaporação de pequenas partículas de dimensão micrónica. As temperaturas do plasma térmico são da ordem dos 10000 K, pelo que o pó sólido se evapora facilmente. As nanopartículas são formadas após o arrefecimento ao sair da região do plasma. Os principais tipos de tochas de plasmas térmicos utilizados para produzir nanopartículas são o jato de plasma dc, o plasma de arco dc e os plasmas de indução de radiofrequência (RF).

Nos reactores de plasma de arco, a energia necessária para a evaporação e a reação é fornecida por um arco elétrico que se forma entre o ânodo e o cátodo. Por exemplo, a areia de sílica pode ser vaporizada com um plasma de arco à pressão atmosférica. A mistura resultante de gás de plasma e vapor de sílica pode ser rapidamente arrefecida por arrefecimento com oxigénio, garantindo assim a qualidade da sílica pirogénica produzida. Nas tochas de plasma de indução RF, o acoplamento de energia ao plasma é realizado através do campo eletromagnético gerado pela bobina de indução.[44]

O gás de plasma não entra em contacto com os eléctrodos, eliminando assim as fontes de contaminação e permitindo o funcionamento destas tochas de plasma com uma vasta gama de gases, incluindo atmosferas inertes, redutoras, oxidantes e outras atmosferas corrosivas. A frequência de trabalho situa-se normalmente entre 200 kHz e 40 MHz.[45]

ii) Técnica de deposição física em fase vapor para o crescimento de nanoestruturas:

1) Processo de evaporação térmica:

A evaporação térmica é um dos métodos de síntese mais simples e mais populares, e tem sido muito bem sucedida e versátil no fabrico de nanobelts e nanofios com várias caraterísticas. O processo básico deste método consiste na sublimação do(s) material(is) de origem sob a forma de pó a alta temperatura e na subsequente deposição do vapor numa determinada região de temperatura para formar as nanoestruturas desejadas.

A síntese é realizada num tubo de alumina ou de quartzo, que se encontra num forno tubular horizontal. Os pós de óxido de elevada pureza contidos numa barcaça de alumina são carregados no meio do forno, a região de temperatura mais elevada. Os substratos para a recolha das nanoestruturas desejadas são normalmente colocados a jusante, seguindo o gás de arrastamento.

Os substratos podem ser bolacha de silício, alumina policristalina ou alumina monocristalina (safira). Ambas as extremidades do tubo são cobertas por tampas de aço inoxidável e seladas com anéis de vedação. A água de arrefecimento flui no interior das tampas

para obter um gradiente de temperatura razoável no tubo.[46]

O processo de evaporação térmica é basicamente um processo físico de deposição de vapor e tem sido utilizado com êxito para sintetizar uma variedade de nanofios e nanobeltas de óxido e não óxido. Além disso, este sistema também pode ser utilizado para a deposição de vapor químico (CVD), bastando aplicar gases de reação em vez do gás de arrastamento e colocar os substratos no meio do tubo. Por exemplo, foram fabricados com êxito nanotubos de carbono de parede múltipla e de parede simples neste sistema, utilizando hidrogénio e metano/acetileno como reagentes.

Foram também utilizados catalisadores metálicos, como o ouro, o estanho, o cobre, etc., para obter o controlo das dimensões e o alinhamento.[46]

2) **Processamento Sol-gel:**

É necessário aumentar a estabilidade química, térmica e mecânica, a durabilidade, o tempo de vida e a biocompatibilidade dos materiais para diferentes aplicações. Os numerosos procedimentos de revestimento são a deposição de vapor químico, as técnicas assistidas por plasma, a deposição por laser pulsado, a fresagem mecânica, a pulverização catódica por magnetrão, a auto-montagem, o revestimento camada a camada, o revestimento por imersão e a deposição eletroquímica.[47]

O processo Sol-gel oferece oportunidades únicas para sintetizar nanomateriais sob a forma de películas finas, fibras e pós finos. A mistura homogénea de vários componentes a nível molecular permite variar a natureza química numa vasta gama de composições para adaptar as suas propriedades ópticas.

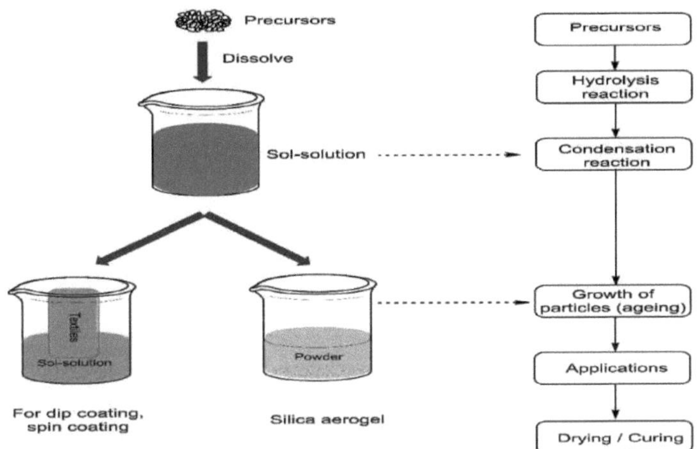

FIG. 2: PROCESSAMENTO SOL-GEL

Química de sol-gel:

Acima de pH 4, o grupo silanol da superfície é desprotonado e, portanto, tem carga negativa, como indicado abaixo:

$$\equiv Si - OH + OH^- \rightarrow Si\ddot{O} + H_2O$$
$$\equiv Si - OH + Si - \ddot{O}^- \rightarrow \ \equiv Si - O - Si + OH^-$$

À medida que o número de ligações de siloxano aumenta, as moléculas individuais são ligadas em ponte e agregam-se conjuntamente no sol. Quando a partícula de sol se agrega numa rede, forma-se um gel. Após a secagem, os voláteis retidos (álcool, água, etc.) são expulsos e a rede encolhe, uma vez que pode ocorrer mais condensação.[36]

O tempo de gelificação é reduzido por factores que aumentam a taxa de condensação. Para o gel feito de alcóxidos de silício, a gelificação é muito mais rápida na presença de uma base. O aumento da razão entre a água e o alcóxido, a temperatura e a diminuição do tamanho do grupo alcóxi e a diminuição do gel.

3) Montagem camada a camada:

A montagem camada a camada é um método relativamente novo de deposição de película fina, que se tornou popular depois de ter sido aplicado a polielectrólitos de carga oposta.

A montagem camada a camada pode ser descrita como a adsorção sequencial de espécies carregadas positiva e negativamente, mergulhando um substrato alternadamente na sua solução. A lavagem com solvente (água) entre as etapas de adsorção remove o excesso da solução anterior e deixa uma camada fina que prepara a superfície para as etapas de adsorção seguintes.

Três grandes vantagens da abordagem camada a camada.

- Simplicidade
- universidade
- Controlo da espessura à escala nanométrica

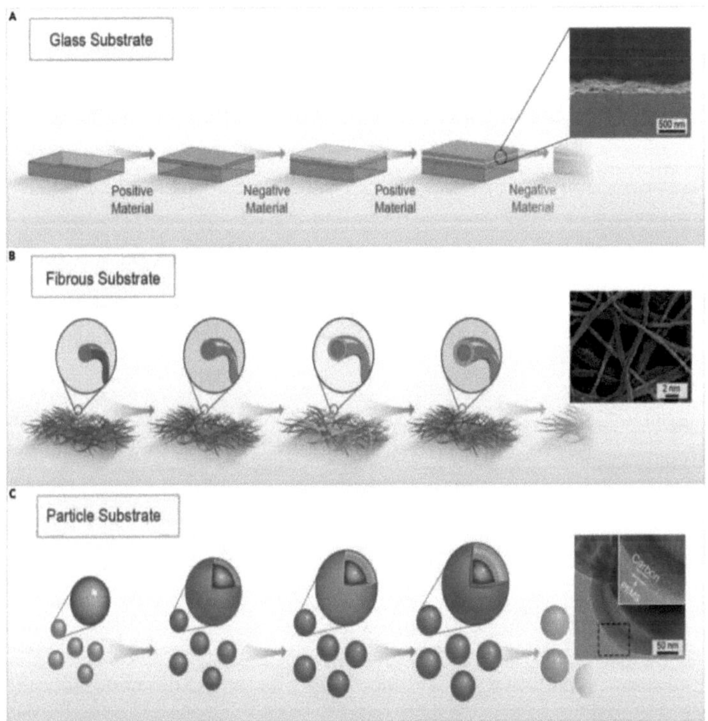

FIG. 3: TÉCNICA DE MONTAGEM CAMADA A CAMADA

d) NANO BALANÇAS E INSTRUMENTOS DE MEDIÇÃO

1) **Análise de imagem de gotículas de partículas (PDIA)**

A medição do tamanho e da forma de uma vasta gama de partículas sólidas, gotas/gotas de líquidos e bolhas de gás pode ser efectuada pela PDIA. A técnica funciona através da captura de imagens de partículas utilizando câmaras de alta resolução, juntamente com iluminação laser de impulsos curtos para congelar o movimento. O software mede então o tamanho e a forma das partículas e calcula a distribuição do tamanho.[40]

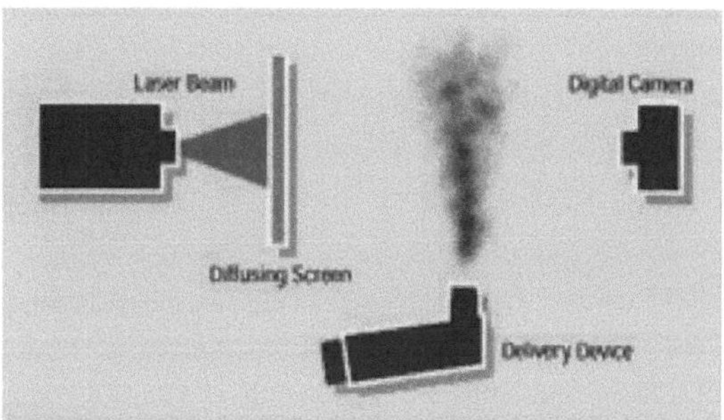

FIG 4: ANÁLISE DE IMAGEM DE GOTAS DE PARTÍCULAS (PDIA)

2) **Nanolitografia**

A nanolitografia - ou litografia à escala nanométrica - refere-se ao *fabrico de estruturas à escala nanométrica,* ou seja, padrões com pelo menos uma dimensão lateral entre a dimensão de um átomo individual e aproximadamente 100 nm. A nanolitografia é utilizada no fabrico de circuitos integrados de semicondutores de ponta ou de sistemas nanoelectromecânicos (NEMS).[41]

Nos domínios da micro e nanolitografia, os principais avanços em termos de resolução têm sido historicamente conseguidos através da utilização de comprimentos de onda de luz mais curtos. Ao longo deste percurso, estas melhorias são acompanhadas por um custo cada vez maior das ferramentas fotolitográficas. À medida que a litografia de projeção convencional atinge os seus limites, as ferramentas de litografia de nova geração (NGL) que utilizam comprimentos de onda mais curtos e aberturas numéricas mais elevadas podem constituir um meio para reduzir ainda mais os padrões. É evidente que as tecnologias que podem reduzir o custo das ferramentas numa ordem de grandeza terão um efeito significativo na economia do processo de fabrico.[41]

Técnicas de nanolitografia:

1) **A litografia ótica**, que tem sido a técnica de modelação predominante desde o advento da era dos semicondutores, é capaz de produzir padrões inferiores a 100 nm com a utilização

de comprimentos de onda muito curtos. A litografia ótica exigirá a utilização de imersão líquida e uma série de tecnologias de melhoramento de fotomáscaras (máscaras de mudança de fase (PSM), correção ótica de proximidade (OPC)) no nó de 32 nm. Nessa altura, poderá ser substituída por uma técnica de litografia da próxima geração (NGL).[19]

2) **A litografia de raios X** pode ser alargada a uma resolução ótica de 15 nm, utilizando comprimentos de onda curtos de 1 nm para a iluminação. Isto é implementado através da abordagem de impressão de proximidade. A técnica é desenvolvida até ao ponto de processamento em lote. A extensão do método baseia-se em raios X de campo próximo na difração de Fresnel: uma caraterística clara da máscara é "desmagnetizada" pela proximidade de uma bolacha que é colocada perto de uma "Condição Crítica". Esta condição determina a diferença entre a máscara e a bolacha e depende tanto do tamanho da caraterística clara da máscara como do comprimento de onda. O método é simples porque não requer lentes.[19]

3) Microscopia de força atómica

O **microscópio de força atómica** (AFM) é um tipo de microscópio de sonda de varrimento (SPM). Os SPM são concebidos para medir propriedades locais, como a altura, o atrito e o magnetismo, com uma sonda. Para obter uma imagem, o SPM efectua uma varredura rasterizada da sonda sobre uma pequena área da amostra, medindo simultaneamente a propriedade local.[22]

Os AFMs funcionam através da medição da força entre uma sonda e a amostra. Normalmente, a sonda é uma ponta afiada, que é uma pirâmide de 3-6 um de altura com um raio final de 15-40 nm (Figura 1). Embora a resolução lateral do AFM seja baixa (~30nm) devido à convolução, a resolução vertical pode ser de até 0,1nm.

No modo de contacto, os AFMs utilizam o feedback para regular a força sobre a amostra. O AFM não só mede a força sobre a amostra como também a regula, permitindo a aquisição de imagens com forças muito baixas. O circuito de feedback consiste no scanner do tubo que controla a altura da ponta; o cantilever e a alavanca ótica, que medem a altura local da amostra; e um circuito de feedback que tenta manter a deflexão do cantilever constante, ajustando a tensão aplicada ao scanner.[42]

3) Microscopia de Sonda de Varrimento (SPM)

A microscopia de sonda de varrimento abrange várias tecnologias relacionadas com a obtenção de imagens e a medição de superfícies a uma escala fina, até ao nível de moléculas e grupos de átomos. No outro extremo da escala, um varrimento pode cobrir uma distância de mais de 100 micrómetros nas direcções x e y e 4 micrómetros na direção z.[48]

As tecnologias SPM partilham o conceito de varrimento de uma ponta extremamente afiada (raio de curvatura de 3-50 nm) através da superfície do objeto. A ponta é montada num cantilever flexível, permitindo que a ponta siga o perfil da superfície.

4) Microscópio eletrónico de varrimento de alta resolução (SEM)

O funcionamento do MEV consiste em aplicar uma tensão entre uma amostra condutora e um filamento, resultando na emissão de electrões do filamento para a amostra. Isto ocorre num ambiente de vácuo que varia entre

10 a 10 Torr. Os electrões são guiados para a amostra por uma série de

lentes electromagnéticas na coluna de electrões.

A resolução e a profundidade de campo da imagem são determinadas pela corrente do feixe e pelo tamanho final do ponto, que são ajustados com uma ou mais lentes de condensador e com as lentes objectivas finais, formadoras da sonda.[19]

5) Interferometria de dupla polarização

A Interferometria de Polarização Dupla (DPI) mede a estrutura de uma proteína numa dimensão (ou seja, o seu diâmetro ou tamanho) e a densidade (ou seja, a sua massa por unidade de volume ou o grau de dobragem), acoplando a proteína a uma lâmina de vidro e sondando a sua estrutura utilizando ópticas não difractivas. O método resolve a estrutura da proteína até dimensões subatómicas (muito abaixo de 0,1 Â) em tempo real e tem uma aceitação crescente entre os investigadores no campo da caraterização de proteínas, uma disciplina essencial na ciência da proteómica.[42]

Os interferómetros detectam a alteração do comprimento do percurso ótico sofrida por um campo ótico que passa através do percurso de deteção do interferómetro. A sensibilidade é regida por outros factores, como o comprimento de interação e a relação sinal/ruído do esquema de deteção.

A MEV e a AFM são algumas das técnicas habitualmente utilizadas em medicina dentária para investigação.[46]

Outras técnicas de nanolitografia

- Litografia de escrita direta por feixe de electrões (EBDW)

- Litografia ultravioleta extrema (EUV)
- Litografias de projeção de iões ou de electrões

6) MECANISMO DE ACÇÃO DAS NANOPARTÍCULAS

O mecanismo da atividade antimicrobiana ainda não é totalmente compreendido e está a ser amplamente investigado. Esta ação pode ser causada por um ou mais mecanismos, mas o mecanismo mais proeminente na maioria das NPs é a geração de espécies reactivas de oxigénio (ROS) e a danificação da membrana celular.

Alguns dos mecanismos possíveis são apresentados a seguir:

a) Rutura da membrana celular por interação eletrostática

Geralmente, os microrganismos e os seus esporos têm uma carga negativa na sua superfície, pelo que uma NP com carga oposta tem grande afinidade pela superfície dos microrganismos e acumula-se na superfície da célula microbiana. Estas NPs carregadas positivamente ligam-se fortemente à membrana celular, causando a desorganização da parede celular, o que é um fator causal para aumentar a permeabilidade, permitindo a entrada de mais e mais NPs no micróbio e danificando-o ainda mais ao causar a fuga de conteúdos celulares. Estas NPs não só se ligam à membrana celular como também têm um grande potencial para se ligarem aos mesossomas, afectando assim a respiração, a divisão e a replicação do ADN.[11]

b) Homeostasia dos iões metálicos

A regulação das funções metabólicas depende essencialmente da homeostase dos iões metálicos nos micróbios. O excesso de NPs à base de metal perturba este parâmetro essencial para a sobrevivência da célula, causando danos irreversíveis e impondo um atraso no crescimento ou a morte do micróbio.[47]

c) Produção de espécies reactivas de oxigénio

As NPs, depois de terem acesso através da membrana celular do microrganismo, provocam a libertação de ROS que causam stress oxidativo na célula e iniciam um ataque multiprompt no micróbio. Inibe a atividade respiratória, diminui a produção de ATP e provoca a distorção e a rutura da membrana celular. Assim que a NP de óxido metálico é inserida na célula bacteriana, a formação de ROS ocorre por ciclo redox ativo, por interação célula-partícula e pelo grupo funcional pró-oxidante na superfície da NP de óxido metálico.[40]

d) Disfunção das proteínas e das enzimas

As NPs catalisam a oxidação da cadeia lateral de

aminoácidos, levando à formação de carbonilos ligados à proteína que causam a perda de atividade catalítica, levando à degradação da proteína e à inativação de várias enzimas essenciais.[41]

a) Genotoxicidade e inibição da transdução de sinal

As NPs têm a capacidade de interagir com o ácido nucleico devido às suas propriedades eléctricas e têm uma influência negativa no processo de replicação do ADN cromossómico e plasmídico, o que resulta na inibição da transdução de sinal.[13]

b) Fotocilindragem

Na presença de luz, as NPs fotossensibilizadas provocam alterações fotoquímicas da membrana celular, bem como danos nas proteínas, em especial no ADN, causando a fotocapacitação do microrganismo. A destruição fototérmica está também a ser explorada para aplicações biomédicas. Ainda não existe uma compreensão completa dos mecanismos exactos, mas está a ser realizado um grande número de estudos em todo o mundo.[47]

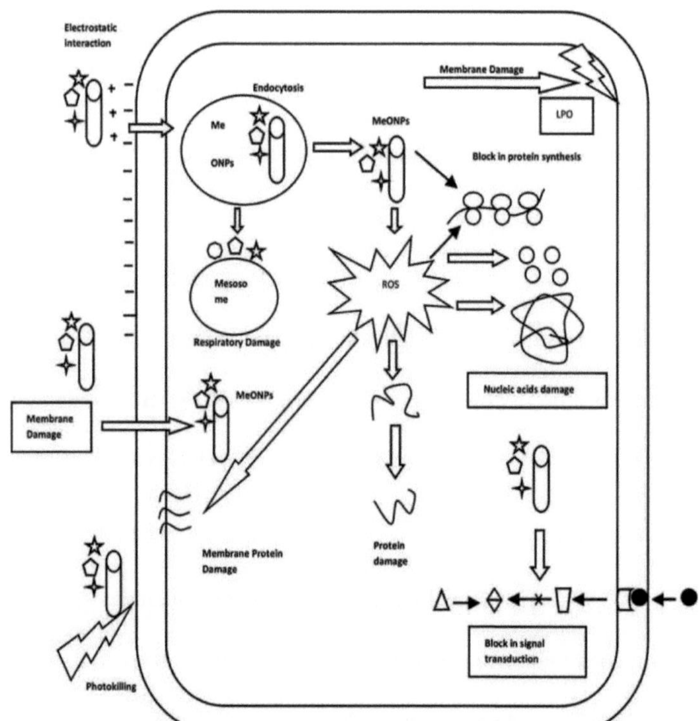

FIG. 5: MECANISMO DE ACÇÃO DA NANO PARTÍCULA

APLICAÇÕES DAS NANOTECNOLOGIAS :

A nanotecnologia tem amplas aplicações industriais e clínicas:

a) Medicina:

- Diagnóstico
- Administração de medicamentos
- Tecido

  engenharia

b) Química e ambiente:

- Catalisadores
- é

  Filtragem

  n

c) Energia:

- Redução do consumo de energia
- Aumentar a eficiência da produção de energia.
- A utilização de sistemas energéticos mais respeitadores do ambiente.
- Reciclagem de baterias

d) Informação e comunicação:

- Novos dispositivos semicondutores.

- Novos dispositivos optoelectrónicos.
- Computadores quânticos
- Apresenta

e) Indústria pesada:

- Aeroespacial
- Refinarias
- Fabricantes de veículos Consumo
- goodsFoods. 9[4]

1. Nanomedicina

Os avanços nos biomateriais e na biotecnologia resultaram na formação de um novo domínio chamado nanomedicina, que foi apresentado pela primeira vez em 1993 por **"Robert A. Freitas Jr."**.[50] A nanomedicina é a ciência da prevenção, do diagnóstico e do tratamento de doenças utilizando partículas nanométricas. A nanomedicina inclui várias aplicações que vão desde a libertação de fármacos através de nanoesferas a andaimes de tecidos baseados na conceção nanotecnológica que permitem a formação de tecidos, e até nanorrobôs para fins de diagnóstico e terapêuticos. As moléculas de fármacos transportadas através do corpo pelo sistema circulatório podem causar efeitos adversos indesejáveis em regiões não visadas.[51] Os nanorrobôs, por outro lado, podem reconhecer células não saudáveis e podem encontrá-las e destruí-las onde quer que estejam localizadas.

A administração de medicamentos no alvo exato é particularmente importante no cancro, a fim de destruir todas as células cancerígenas e, ao mesmo tempo, evitar prejudicar as células saudáveis. A nanomedicina pode resolver muitos problemas médicos importantes com nanodispositivos e nanomateriais básicos, alguns dos quais podem ser fabricados atualmente. A nanomedicina permite melhorar as técnicas disponíveis, para além de desenvolver técnicas totalmente novas.[52]

2. **Nanotecnologia em aerossóis farmacêuticos**:

A maior parte dos fármacos são candidatos muito pobres para o desenvolvimento de aerossóis, mas com os princípios nanotecnológicos aplicados para preparar nano-suspensões de fármacos insolúveis em meio aquoso e em meio oleoso, melhorou-se a farmacocinética, o que subsequentemente melhorou a biodisponibilidade dos fármacos administrados como aerossóis. Além disso, o desenvolvimento de nanopartículas bioadesivas ajudou a aumentar o tempo de permanência dos fármacos na mucosa, o que aumentou a absorção dos fármacos e, subsequentemente, resultou numa maior biodisponibilidade.[53]

3. Deteção e tratamento do cancro

A deteção e a orientação dos tecidos ou células cancerosas sempre foram um desafio. Como resultado, muitas células normais estão a ser mortas no processo de deteção. Muitos dispositivos baseados na nanotecnologia vieram em socorro dos formuladores, em que, utilizando biomarcadores, os agentes anticancerígenos podem ser direcionados apenas para células ou órgãos específicos. Um desses métodos de deteção do cancro é a utilização da terapia fotodinâmica (PDT), que utiliza o ácido 5-aminolaevulínico, metabolizado no organismo em protoporfirina IX, que é um fotossensibilizador. Os dotes quânticos (QD) são muito úteis no mapeamento dos gânglios linfáticos, que é uma técnica importante para o mapeamento do cancro durante a cirurgia, e a imagiologia do cancro in vivo utilizando QD semicondutores está também bem documentada na literatura.[54]

4. Fornecimento de ácido nucleico

A bicamada lipídica da membrana celular constitui a principal barreira para a entrega de ácidos nucleicos, como o ARN de interferência ou o ADN plasmídico. Foram desenvolvidas várias nanocápsulas virais e poliméricas, lipossomas catiónicos e vectores não virais (lipoplexos, poliplexos e nanopartículas inorgânicas) que podem atravessar ativamente a membrana lipídica e fornecer ácidos nucleicos com facilidade e toxicidade reduzida invitro.[54]

5. Sensores bioquímicos

Uma das funções mais importantes das nanopartículas é a catálise, especialmente no caso das nanopartículas de metais nobres, que têm uma elevada atividade catalítica em muitas reacções químicas. Como os nanomateriais também têm boa biocompatibilidade, são utilizados para imobilizar biomoléculas para o fabrico de biossensores. Os nanosensores de glicose estão a ser utilizados para a deteção dos níveis de glicose em diabéticos. Os nanosensores de triglicéridos são extremamente úteis na deteção de hiperlipidemia. Estão disponíveis biossensores ópticos baseados em colóides de ouro livres para a determinação qualitativa e quantitativa de interações biomoleculares e os recentes avanços na construção de biossensores de ressonância plasmónica de superfície localizada (LSPR) baseados em colóides de ouro e as suas aplicações em imunossensores, deteção de ácidos nucleicos e quantificação de toxinas acrescentaram muito valor a esta tecnologia. As nanopartículas de ouro revestidas com oligonucleótidos foram também utilizadas para a deteção de polinucleótidos ou proteínas através de vários métodos de deteção/caraterização, tais como a microscopia de força atómica, a eletroforese em gel, a espetroscopia Raman e a imagem por ressonância plasmónica de superfície.[54]

Os sistemas microparticulados existem há mais tempo do que os sistemas nanoparticulados, tendo o primeiro produto sido aprovado em 1989: a formulação biodegradável Lupron-Depot de microesferas de PLGA (ácido poliláctico co-glicólico) contendo acetato de leuprolide para a terapia do cancro da próstata. Trata-se de micropartículas "sólidas", nas quais o fármaco está disperso numa matriz de um polímero biodegradável: o fármaco é libertado através de um mecanismo de difusão. De facto, estas formulações são agora comuns, tendo como principal vantagem a capacidade de transportar quantidades razoáveis de fármaco e de serem facilmente formuladas em fórmulas injectáveis (ou seja, com uma viscosidade aceitável)[54] .

Em geral, as nanopartículas apresentam mais vantagens do

que as micropartículas. A vantagem mais importante parece ser a do extravasamento e da penetração celular. Existem duas abordagens para produzir nanopartículas: combinação de partículas maiores por moagem ou outras técnicas de trituração e pelos processos "sintéticos" convencionais de emulsificação/diálise/liofilização. Em geral, processos como a secagem por pulverização não podem produzir partículas na gama nano. No caso das partículas lipossómicas, a ultrafiltração é frequentemente utilizada para eliminar as partículas maiores.[55]

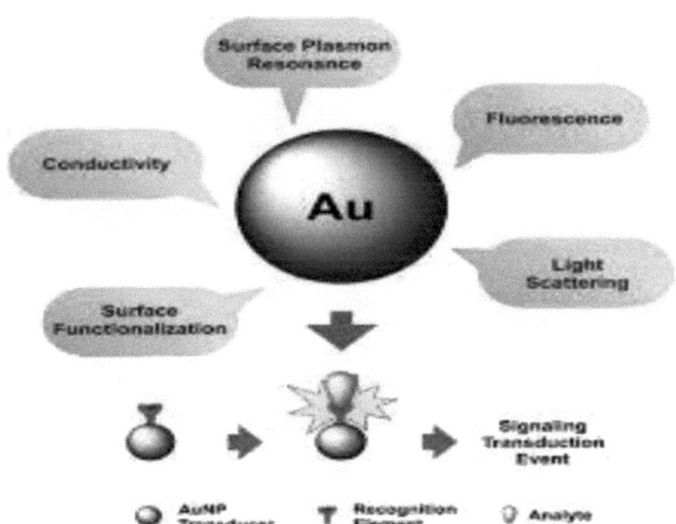

FIG. 6: NANOPARTÍCULAS DE OURO COMO SENSOR BIOQUÍMICO

Nanopartículas: Estrutura, Preparação e Caracterização: -a)Nanopartículas poliméricas

Moagem: - A moagem (que é basicamente um processo de trituração), em conjunto com a peneiração/filtração, tem sido utilizada para preparar nanopartículas poliméricas. O ponto de partida pode ser partículas secas por pulverização produzidas na gama dos microns, desde que os fármacos sejam estáveis à secagem por pulverização; caso contrário, podem ser utilizados processos de emulsão ou precipitação para gerar partículas de dimensão micrométrica que incorporem fármacos. A moagem conduz geralmente a partículas não esféricas, o que é aceitável do ponto de vista da administração do fármaco.[55]

1. **Métodos de emulsão**

Quando o fármaco é hidrofóbico, é co-dissolvido com polímeros num solvente comum e depois emulsionado em água, geralmente com tensioactivos. A evaporação do solvente seguida de liofilização é normalmente utilizada para obter partículas poliméricas contendo o fármaco. As gamas de tamanho tendem a situar-se na gama dos microns, pelo que se obtém uma maior redução do tamanho através de métodos de moagem ou filtração.[56]

Para incorporar um fármaco hidrofílico, este é primeiro dissolvido em água, seguido de emulsificação numa solução de polímero orgânico. Esta mistura é então emulsionada em água contendo tensioativo para produzir uma emulsão água/óleo/água (p/p). A secagem por solvente seguida de liofilização conduz novamente a partículas de dimensão micrónica em geral.[45]

b) **Nano micelas poliméricas:-**

As nanomicelas poliméricas são produzidas utilizando uma abordagem completamente diferente. O ponto de partida é uma molécula anfotérica (normalmente, um copolímero de PLA poli-etilenoglicol (PEG) se se pretender uma gradabilidade biodegradável), que é dissolvida em água em concentrações crescentes até se atingir a sua concentração micelar crítica (CMC).[56]

Uma vez conhecida a CMC, o polímero e o fármaco são dissolvidos primeiro num solvente orgânico (se o fármaco for hidrofóbico) e, em seguida, a mistura é dialisada contra água.

A peneiração/filtração tem sido utilizada para preparar nanopartículas poliméricas. O ponto de partida pode ser partículas secas por pulverização produzidas na gama dos microns, desde que os fármacos sejam estáveis à secagem por pulverização; caso contrário, podem ser utilizados processos de emulsão ou precipitação para gerar partículas micronizadas que incorporem fármacos. A moagem conduz geralmente a partículas não esféricas, mas isto é aceitável do ponto de vista da administração do fármaco.[57]

2. **Métodos de emulsão**

Quando o fármaco é hidrofóbico, é co-dissolvido com polímeros num solvente comum e depois emulsionado em água, geralmente com tensioactivos. A evaporação do solvente seguida de liofilização é normalmente utilizada para obter partículas poliméricas contendo o fármaco. As gamas de tamanhos tendem a situar-se em

a gama de microns, pelo que se obtém uma maior redução do tamanho através de métodos de moagem ou de filtração.

Para incorporar um fármaco hidrofílico, este é primeiro dissolvido em água, seguido de emulsificação numa solução de polímero orgânico. Esta mistura é então emulsionada em água contendo tensioativo para produzir uma emulsão água/óleo/água (p/p). A secagem por solvente seguida de liofilização conduz novamente a partículas de dimensão micrónica em geral.[57]

c) **Nano micelas poliméricas:-**

As nanomicelas poliméricas são produzidas utilizando uma abordagem completamente diferente. O ponto de partida é uma molécula anfotérica (normalmente, um copolímero de PLA poli-etilenoglicol (PEG), se se pretender uma gradabilidade biodegradável), que é dissolvida em água em concentrações crescentes até se atingir a sua concentração micelar crítica (CMC).[58]

Uma vez conhecida a CMC, o polímero e o fármaco são dissolvidos primeiro num solvente orgânico (se o fármaco for hidrofóbico) e, em seguida, a mistura é dialisada contra água. A

A concentração do polímero na quantidade final de água é ajustada de modo a ficar bem acima do CMC. Após a diálise, as "partículas" podem ser isoladas por centrifugação e/ou liofilização. A reconstituição em água ou soro fisiológico deverá regenerar a estrutura micelar, desde que as micelas sejam estáveis num meio iónico. Normalmente, a CMC é aumentada pela presença de espécies iónicas.[58]

d) **Lipossomas:-**

Os lipossomas de tamanho nanométrico podem ser preparados utilizando a técnica de reidratação, seguida de extrusão. Geralmente, quantidades conhecidas de lípidos, com e sem colesterol, são dissolvidas num solvente orgânico de baixo ponto de ebulição, como o etanol, a 60°C. Utilizando um evaporador rotativo, o solvente orgânico é evaporado para formar uma película fina. Esta é então hidratada com uma solução aquosa contendo o fármaco ou a proteína. A re-hidratação conduz geralmente à formação de vesículas multilamelares (MLV), que têm tamanhos na ordem dos 0,5-5μm. Estas são reduzidas para cerca de 70-500 nm (vesícula unilamelar, ou ULV) por extrusão através de filtros de membrana a altas pressões para produzir lipossomas com fármacos incorporados. No exemplo acima, o fármaco é incorporado pelo método de carregamento "passivo".[58]

e) **Dendrímeros**

Os dendrímeros são essencialmente estruturas poliméricas hiper-ramificadas que podem potencialmente "encapsular" fármacos ou proteínas. O controlo da libertação é exercido principalmente por difusão e, em alguns casos, por degradação. Estas estruturas hiper ramificadas (polímeros) são preparadas através de uma sequência de reação muito específica, geralmente começando com uma molécula terminada em amina.[59]

Esta molécula é reagida com um éster de acrilato e depois com etileno diamina para produzir um dendrímero de "geração completa". A repetição das reacções acima referidas produz uma estrutura altamente ramificada com "cavidades" internas que podem conter átomos de metal ou outras moléculas convidadas em virtude da presença de grupos amina. As moléculas podem ser conjugadas com os grupos "interiores", bem como com os grupos "superficiais", e estas moléculas podem ser um fármaco, um péptido, um anticorpo ou um PEG.[59]

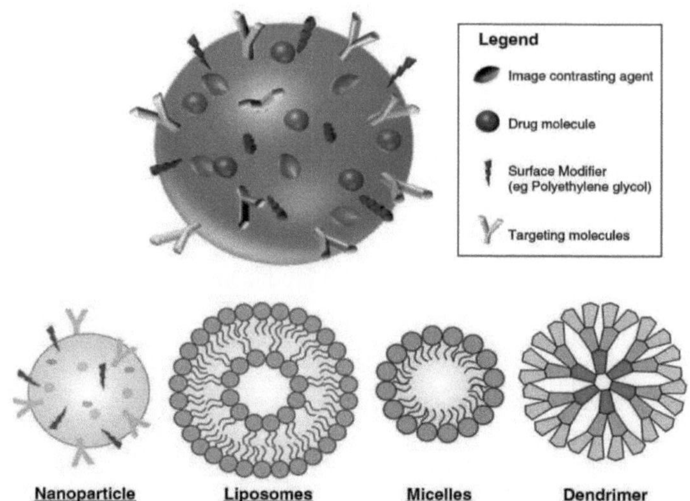

FIG. 7: DESCRIÇÃO PICTÓRICA DOS DIFERENTES TIPOS DE NANOPARTÍCULAS POLIMÉRICAS

NANO TECNOLOGIA EM MEDICINA DENTÁRIA

Numa tentativa de melhorar os diagnósticos médicos, foi introduzido o conceito de nanobiossensor. Um biossensor é "um dispositivo analítico que incorpora um elemento biologicamente ativo com um transdutor físico adequado para gerar um sinal mensurável proporcional à concentração de espécies químicas em qualquer tipo de amostra". Os biossensores foram introduzidos em 1962, seguindo-se uma investigação e desenvolvimento contínuos e extensivos desta tecnologia promissora através da utilização de vários princípios de deteção, conduzindo a potenciais aplicações na saúde pública, monitorização ambiental e segurança alimentar. Num esforço[47] para melhorar o processo de biorreconhecimento e o desempenho global dos biorreceptores, foram introduzidos os nanobiorreceptores, que incorporam nanotubos, nanofios e nanopontos no conjunto de deteção. As nanopartículas são criadas seguindo a abordagem de cima para baixo, de baixo para cima ou de auto-montagem molecular. A substituição de partículas de tamanho micro por partículas de tamanho nanométrico transforma o biossensor num nanobiossensor, com a vantagem de identificar rapidamente os tecidos biológicos visados a um nível molecular ultra-baixo. A sua elevada sensibilidade é particularmente útil em casos de diagnóstico do cancro, por exemplo, uma vez que os nanobiossensores, em comparação com os biossensores convencionais, são capazes de detetar moléculas de células cancerígenas em fases muito precoces e em concentrações muito baixas[15] ,. Os nanobiossensores são também mecanicamente compatíveis, uma vez que são facilmente deslocados e deformados em resposta a forças muito baixas, pelo que são suficientemente sensíveis para detetar a quebra de ligações químicas. Este facto é atribuído aos seus efeitos nanométricos, uma vez que a elevada relação entre a área de superfície e o núcleo aumenta o nível de sensibilidade, as propriedades eléctricas e o tempo de resposta do biossensor. As nanopartículas metálicas, como o ouro, a prata, a platina e o paládio, são normalmente incorporadas em sistemas de transdução/biorrecepção de nanobiossensores.[6 0]

Reagem rapidamente com a maioria das moléculas biológicas sem afetar a sua atividade[47] . As nanopartículas de ouro foram profundamente estudadas, revelando a capacidade de aumentar o sinal eletrónico quando o biorreceptor detecta a substância a analisar em concentrações muito baixas; por exemplo, o biorreceptor de

ADN modificado com nanopartículas de ouro detecta uma substância a analisar numa concentração tão baixa como 0,05 nm. Além disso, foram utilizados nanotubos de carbono para a deteção de células cancerígenas em circulação no corpo[60]. Os nanotubos de carbono foram dispostos através da técnica de montagem camada a camada e depois ligados quimicamente a anticorpos de marcadores cancerígenos específicos que se ligam especificamente às células cancerígenas, constituindo assim um instrumento de diagnóstico eficaz e útil[60]. Isto não só melhora o desempenho dos biossensores, como também cria uma oportunidade para fabricar nanobiossensores de dimensões muito pequenas que podem ser usados ou mesmo implantados, por oposição aos biossensores convencionais de dimensões maiores, cujo fabrico não é viável e é mais dispendioso.

Detection Principle	Definition
Piezoelectric	Piezoelectric biosensors have the ability to generate an electrical charge in response to mechanical stress, and the translation of mechanical energy to electrical energy is called the piezoelectric effect
Electrochemical	This detection principle starts with the analyte (target)chemically binding to the highly specific bioreceptor (e.g. a fixed enzyme), affecting the electronic properties of the sensor, and ultimately generating a readable signal
Optical	Optical nanosensors give quantitative measurements on anintracellular level. It converts the biorecognition of the analyte into an optical signal
Calorimetric	Thermal biosensors or calorimetric biosensors rely on the rate of enzymatic exothermic reaction to measure theconcentration of the analyte

QUADRO 2: PRINCÍPIOS DOS NANOBIOSSENSORES[11]

a) NANOTECNOLOGIA NA DENTISTRIA CONSERVADORA

1) Nanocompósitos:

As nanopartículas discretas não aglomeradas são distribuídas homogeneamente em resinas ou revestimentos para produzir nanocompósitos. O nanocarregador utilizado inclui um pó de alumino-silicato com um tamanho médio de partícula de 80 nm, uma relação 1:4 de alumina para sílica e um índice de refração de 1,508. Estes nanocompósitos oferecem uma dureza superior, resistência à flexão, módulo de elasticidade e uma redução de 50% na contração de polimerização. Uma vez que a contração de polimerização se deve principalmente à matriz de resina, o aumento do nível de carga resulta numa menor quantidade de resina nos nanocompósitos e também reduzirá significativamente a contração de polimerização e melhorará drasticamente as propriedades físicas dos nanocompósitos. O nanocompósito é composto por três tipos diferentes de componentes de carga: nanopartículas de sílica discretas não aglomeradas, vidro de bário e cargas pré-polimerizadas. Comercialmente, estão disponíveis como Filtek O Supreme Universal Restorative Pure Nano O. [14]

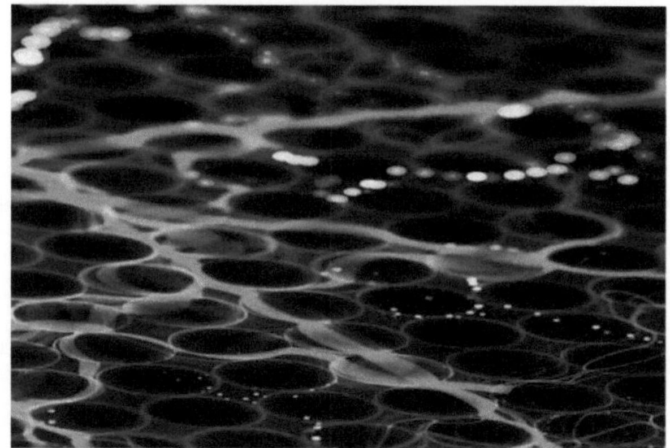

FIG. 8: NANOCOMPÓSITOS

2) Ormocerontes

Uma nova cerâmica organicamente modificada baseada na síntese sol-gel, denominada Ormocers, é amplamente utilizada em sistemas de restauração de nanocompósitos. As partículas são silicones, polímeros orgânicos e vidros cerâmicos que são aplicáveis a compósitos dentários e as cargas de nanopartículas são ZrO2. 1[6]

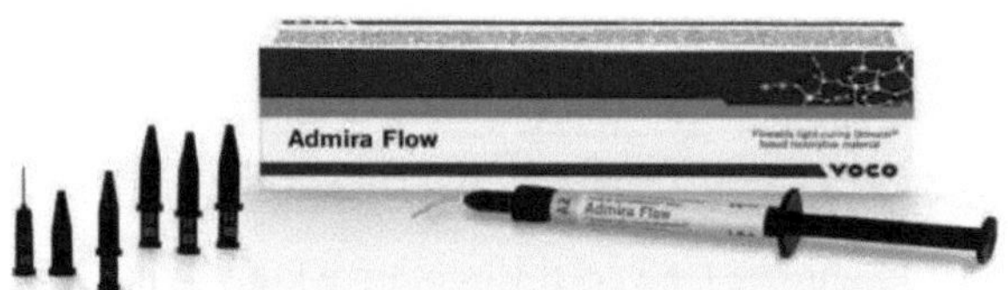

FIG. 9: CAUDAL DE ADMIRA (ORMOCER)

3) Nanosoluções

Produz nanopartículas únicas e dispersáveis que podem ser utilizadas em agentes de colagem. Isto assegura a homogeneidade e a mistura perfeita do adesivo em todas as ocasiões. Nome comercial Adper O single bond plus Adhesive single bond.[49]

4) Materiais de impressão

Os nanocarregadores são integrados em vinilpolissiloxanos, produzindo adições únicas de materiais de impressão de siloxano, com melhor fluxo, propriedades hidrofílicas melhoradas e detalhes aperfeiçoados. Disponível comercialmente como Nanotech Elite H-D.[49]

5) Nanoencapsulamento

O Instituto de Investigação do Sudoeste desenvolveu sistemas direcionados que englobam nanocápsulas que incluem novas vacinas, antibióticos e administração de medicamentos com efeitos secundários reduzidos. "**Pinon-Segundo et al.**" estudaram nanopartículas carregadas com Triclosan, com 500 nm de dimensão, utilizadas numa tentativa de obter um novo sistema de administração de fármacos adequado ao tratamento da doença periodontal. Verificou-se que estas partículas reduziram significativamente a inflamação nos locais experimentais. Um exemplo do desenvolvimento desta tecnologia é a detenção de minociclina incorporada em microesferas para administração local de fármacos numa bolsa periodontal. Nanoneedles: Foram desenvolvidas agulhas de sutura que incorporam cristais de aço inoxidável de dimensões nanométricas. Estão disponíveis nanoneedles como as agulhas Sandvik Bioline e RK 91.[37,62]

6) **Nanotweezers**

Em 1999, "**Philip Kim e Charles Lieber**", da Universidade de Harvard, criaram o primeiro nanotweezer de uso geral. Trata-se de nanoestruturas plasmónicas feitas de metais nobres, que actuam como uma armadilha sob iluminação ótica. Estes dispositivos plasmónicos são especiais devido à sua capacidade de amplificar e confinar a luz em volumes muito pequenos de sub-comprimento de onda quando a luz incide sobre eles.

7) **Ionómero de vidro modificado com resina nanocarregada**

Para a restauração de dentes decíduos e de pequenas cavidades em dentes permanentes, foi introduzido um novo material de restauração de Ionómero de Vidro Modificado por Resina (RMGIC) nano-preenchido. Baseia-se num Ionómero de Vidro Modificado por Resina

(RMGIC) anterior com um sistema simplificado de dispensa e mistura (pasta/pasta) que requer a utilização de um passo de preparação, mas sem um passo de condicionamento separado. O seu principal mecanismo de cura é a ativação por luz e não ocorre qualquer redox ou autocura durante a presa. Para além da facilidade de utilização, a principal inovação deste material envolve a incorporação da nanotecnologia, que permite uma composição de carga altamente compactada (69%), da qual aproximadamente dois terços são nano cargas. A química do nanoionómero baseia-se no ácido polialquenóico modificado com metacrilato, que é capaz de estabelecer ligações cruzadas através de grupos metacrilato pendentes, bem como a reação ácido-base entre o vidro de fluoroaluminossilicato (FAS) e os grupos de copolímero de ácido acrílico e itacónico. Contém nanoenchimentos tratados à superfície (aproximadamente 5 nm a 25 nm) e nanoclusters (aproximadamente 1 μ a 1,6 μ). A carga de enchimento é de aproximadamente 69% em peso, dos quais a proporção relativa de dois tipos de enchimento (FAS e combinação de nanoenchimentos) é de aproximadamente 2/5 e 3/5, respetivamente. Todos os nanoenchimentos são modificados à superfície com agentes de acoplamento de metacrilato-silano para proporcionar a formação de ligações covalentes na matriz polimerizada radicalmente livre.[62]

8) Nanomateriais para a gestão de biofilmes orais

A nanotecnologia tem sido utilizada para estudar a dinâmica do processo de desmineralização/remineralização na cárie dentária, utilizando ferramentas como a microscopia de força atómica (AFM), que detecta a desmineralização induzida por bactérias a um nível ultrassensível. Utilizando AFM, foi avaliada a correlação entre a morfologia da escala de Streptococcus mutans geneticamente modificada. A ultra-estrutura celular à nanoescala é uma representação direta das modificações genéticas, uma vez que a maioria inicia alterações na expressão de proteínas e enzimas de superfície, onde provavelmente ocorrem as vias de nutrientes da célula hospedeira e a proteção da resposta imunitária. As proteínas e enzimas de superfície, comuns às estirpes de S. mutans, são um dos principais contribuintes para a carcinogenicidade destes micróbios. A nova química da nanotecnologia da prata provou ser eficaz contra os biofilmes. Por exemplo, tem uma elevada afinidade para grupos laterais carregados negativamente em moléculas biológicas, tais como sulfidrilo, carboxilo, fosfato e outros grupos carregados distribuídos pelas células microbianas. Para certas bactérias, apenas uma parte por bilião de prata pode ser eficaz na prevenção do crescimento celular. Estudos recentes mostram que a nanotecnologia antimicrobiana de prata disposta em plasma iónico é eficaz contra agentes patogénicos associados a películas biológicas, incluindo *E. coli, S. pneumoniae, S. pneumoniae, S. aureus* e *A. niger.*[24,63]

9) Nanotecnologia na remineralização:

A nanotecnologia está em constante crescimento e as aplicações desta tecnologia na medicina dentária estão a aumentar diariamente. **"Elkassas e Arafa"** centrou-se no estado atual e nas implicações futuras da nanotecnologia na medicina dentária preventiva. Alguns nanomateriais mostraram efeitos antimicrobianos, o que os torna uma ajuda útil na prevenção precoce da cárie, ao intercetar a progressão precoce da lesão, como o fosfato de cálcio nanosizado, os nanocristais de hidroxiapatite carbonatada, o fosfato de cálcio nano-amorfo e o vidro bioativo nanoparticulado.[63]

Silver nanoparticles	AgNP NSF	-Penetration of bacterial cell wall and peroxidation of cell membrane lipid component causing its disruption. -Incapability of bacterial cell repair due to the interference with DNA replication. -Inhibition of bacterial respiration, cell wall synthesis and cell division. -Spherical shaped particles and reduced size potentiate the antimicrobial effect by increased contact surface area. -Synergeticeffect of AgNP and Fluoride netremineralization enhancement.
	n-CaF2	-Elevated solubility and reactivity owing to nanosized clusters with increased surface area. -Improved fluoride containing deposits.
Carbonate hydroxyapatite nanocrystals	n-CHA	-High crystalline nature of 20 nm sized nanostructure resulted in homogenous filling of demineralized enamel. -Enhanced surface adsorption with sustained Ca ions release. -Provision of calcium reservoir and outer state ofions supersaturation.

Nanoparticulate hydroxyapatite	NHAP	-High biocompatibility due to similarity to dentalstructures. -High solubility, high surface energy and superiorbioactivity. -Promote surface microhardness via augmentation of enamel structure. -Provision of apatite crystals. -Adsorption to bacterial cell wall to hinder oralbiofilm formation. -Spherical or needle like crystalsincreased showed remineralization effect. -Counteraction of bacterial invasion and acidity.
Nanosized amorphous calcium phosphate particles	NACP	-Encourage cellular proliferationand calcified tissue formation. -Mineral complexes deposition to remineralize subsurface lesion.
Casein phosphopeptide	CPP-	-CPP stabilizes ACP in nanocomplexesmetastable phase. -Reservation of nano-ACP in dental plaque to
Amorphous calcium	ACP	buffer bioactivity of calcium and phosphate rendering a mineral super-impregnation promoting

phosphate		remineralization of dental enamel.
Nanoparticulate tricalcium phosphate	n-TCP	-Improved penetration into intercrystalline spaces. -Higher solubility and increased deposition intodefective enamel.
Nanoparticul ate bioactive glass	BGN	-Superior antibacterial effect due to 10-fold moresilica release. -Act as nucleation site for Ca and P precipitation. -Reduction in mineral loss.

QUADRO 3: DIFERENTES TIPOS DE NANOMATERIAIS[40]

10) Preenchimentos para prevenção de cáries

Para aumentar o conteúdo mineral e controlar a cárie dentária, foram desenvolvidas cargas libertadoras de iões de cálcio e fosfato, tais como nanopartículas de fosfato dicálcico anidro (DCPA) e fosfato tetracálcico [TTCP: Ca (PO) O]. Estudos recentes de Xu et al. avaliaram a incorporação de partículas nanométricas de CaPO4 em compósitos ligados a resinas, com a consequente melhoria da capacidade de suporte de tensões, bem como a libertação de iões que poderiam inibir a cárie. Uma investigação mais aprofundada deste modelo, utilizando fosfato dicálcico anidro incorporado com whiskers fundidos com nanosílica, revelou que aumentava a resistência dos compósitos ligados à resina até três vezes, libertando CaPO4. Esta libertação foi maior com a diminuição do tamanho das partículas de CaPO4. Os autores colocam a hipótese de que este sistema poderia fornecer uma combinação desejável de prevenção de cáries e aumento da resistência da restauração.[64]

b) NANOTECNOLOGIA EM ENDODONTIA

A infeção microbiana da polpa através das suas toxinas e subprodutos metabólicos nocivos, para além da presença de tecido pulpar desintegrado, são as causas primárias da periodontite apical e a endodontia clínica está principalmente direcionada para a cura ou prevenção da periodontite apical. O tratamento endodôntico consiste em duas fases principais integradas: limpeza e modelação. A nanociência e a nanotecnologia revolucionaram todos os aspectos no domínio da endodontia. A aplicação de nanomateriais, com um tamanho mais pequeno, para modificação da superfície reduziu a incidência de falhas nas limas rotativas de níquel-titânio. As nanopartículas com a capacidade de rápida dispersão nos espaços de difícil acesso do complexo sistema de canais radiculares têm um melhor efeito antimicrobiano. A incorporação de nanopartículas nos materiais de obturação promove as propriedades de selamento e a eficácia antimicrobiana. Nanoscaffolds nas abordagens de regeneração pulpar, biocerâmicas como materiais de retropreenchimento e reparação.[65]

1) Estratégias de tratamento

A) Anestesia local

O controlo eficaz da dor através da anestesia local é uma fase importante e um pré-requisito para a realização de uma terapia de canal qualificado. A inflamação dos tecidos pulpares e periodontais, juntamente com a perturbação emocional do paciente endodôntico, pode prejudicar a eficácia da anestesia local. Foi realizado um grande número de experiências de alta qualidade, aleatórias e controladas para promover a qualidade da anestesia num doente com dor. No entanto, novos métodos e formulações devem ser avaliados para ajudar os clínicos a obter uma anestesia bem-sucedida. Nanorrobôs e nanoterminadores são novas tecnologias para anestesia local com menos efeitos colaterais e são alguns exemplos nesse sentido. [8]

B) Alterações nos instrumentos

As limas rotativas de níquel-titânio tornaram-se instrumentos amplamente utilizados no tratamento endodôntico.

"Andreasen e Morrow",[8] num artigo clássico, descreveram as propriedades mecânicas desta liga, incluindo: módulo de elasticidade muito baixo e uma gama de trabalho elástica muito ampla em comparação com o aço inoxidável. A aplicação potencial do NiTi para limas endodônticas foi introduzida pela primeira vez por "**Harmeet Walia"** em 1987. As limas de NiTi possuem muitas caraterísticas desejáveis, tais como módulo de elasticidade muito baixo, super elasticidade, excelente memória de forma e resistência à fadiga cíclica e à corrosão. A super elasticidade facilita a negociação de canais radiculares curvos e promove a limpeza e a modelação de qualidade no complexo sistema de canais radiculares. Durante o curso do tratamento endodôntico, ocorre uma transformação de fase induzida por tensão repetitiva de austenite para martensite.[58] Estas frequentes mudanças de fase levam à acumulação irreversível de defeitos e precipitados, como o Ni4Ti3. Uma vez que o canal radicular tem uma forma curva, a tensão de flexão (compressão) também influencia estas alterações irreversíveis. Este comportamento manifesta-se pela diminuição da elasticidade e da resistência da lima, o que pode eventualmente levar à sua falha. Para que a lima atravesse o espaço restrito do canal radicular tortuoso, é aplicada uma força apical e um torque combinados, que fazem avançar e girar a lima, respetivamente[18] . Além da falha por fadiga, a fratura da lima pode ocorrer devido ao bloqueio da lima torcida num canal radicular apertado e à aplicação de um torque excessivo (denominado bloqueio cónico ou falha acidental). Neste caso, o binário aplicado excede a resistência à fratura da lima, conduzindo assim a uma falha imediata. Existem várias abordagens diferentes para reduzir a quebra de limas nesta investigação: Os motores eléctricos com controlo de binário que alertam o clínico quando pode ser aplicado um binário excessivo são de uso comum no tratamento endodôntico.[59] Várias formas de lubrificantes e irrigações ajudam a reduzir o atrito entre a lima e a superfície do canal, reduzindo assim a quebra. Os tratamentos de superfície, como a nitridação e a implantação iónica, o electropolimento, a implantação de boro e azoto, melhoram as propriedades mecânicas da lima endodôntica, como a dureza e a resistência ao desgaste e à fadiga. A resistência à fadiga cíclica permite a aplicação destes instrumentos numa peça de mão rotativa com superioridade em relação às limas de aço inoxidável. Apesar destas caraterísticas favoráveis, as limas de NiTi têm algumas limitações, incluindo uma ductilidade significativa em flexão e torção, fadiga cíclica e fratura.[8]

A qualidade da superfície desempenha um papel importante na fratura do instrumento; por conseguinte, têm sido utilizadas várias estratégias para melhorar o desempenho clínico dos instrumentos de NiTi. Mais recentemente, os nanomateriais de menor dimensão têm sido propostos como material de revestimento da superfície para ultrapassar as deficiências caraterísticas dos instrumentos de NiTi e promover a resistência ao desgaste e à fadiga. De acordo com "**Adini et al**", a modificação da superfície das limas de NiTi utilizando revestimentos de cobalto com nanopartículas impregnadas do tipo fulereno, melhorou significativamente a resistência à fadiga e o tempo até à rutura das limas revestidas.

C) Nanotecnologia no fabrico de instrumentos Ni-ti:

As nanopartículas ocas de paredes múltiplas com uma estrutura de gaiola fechada aninhada (tipo fulereno-IF), tais como IF-WS2 e IF-Mo S2, demonstraram ter um comportamento tribológico superior, particularmente sob cargas elevadas. A Figura 10(a) mostra uma imagem de microscópio eletrónico de varrimento (SEM) de um pó de nanopartículas IF-WS2, enquanto a Fig. 10(b) mostra uma microscopia eletrónica de transmissão (TEM) de uma dessas nanopartículas. Note-se as camadas fechadas concêntricas (aninhadas) de WS2, que estão separadas 0,62 nm umas das outras. A forma quase esférica das nanopartículas, a sua elasticidade e a sua baixa energia superficial fazem delas um lubrificante sólido muito adequado. Estas nanopartículas são atualmente produzidas em várias qualidades e em grandes quantidades. Diferentes formulações são comercializadas como aditivo para fluidos lubrificantes com a marca "NanoLub". [5]

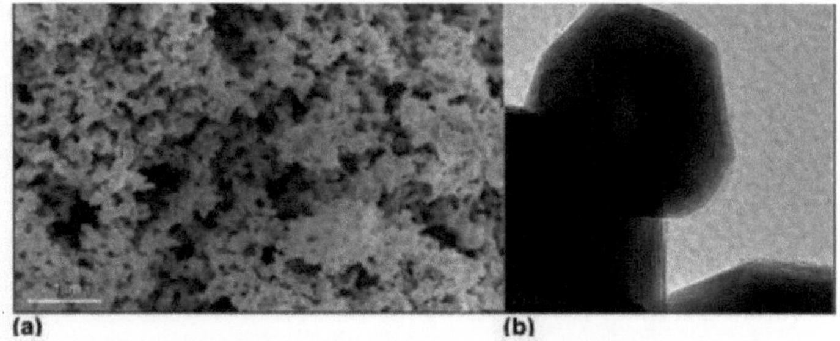

FIG 10: a) IMAGEM SEM DE UM PÓ DE NANOPARTICULAS IF-WS2 b) IMAGEM TEM DE UM PÓ DE NANOPARTICULAS IF-WS2

Além disso, foram produzidos revestimentos metálicos impregnados com algumas percentagens de nanopartículas de FI por técnicas electrolíticas ou galvânicas. Estes revestimentos demonstraram ter um atrito muito baixo em condições difíceis e em períodos de ensaio alargados, tendo sido utilizados para fins comerciais. Sugeriu-se que, inicialmente, as nanopartículas rolam no espaço restrito entre as duas superfícies, deformam-se gradualmente e esfoliam-se em folhas moleculares que recobrem as asperezas metálicas, facilitando assim o cisalhamento. Dados preliminares não revelaram qualquer efeito tóxico aparente do IF-WS2 após administração oral, aplicação dérmica e testes de inalação em ratos. Mais recentemente, a viabilidade de vários tipos de células humanas foi testada na presença de nanopartículas de MoS2 do tipo fulereno, produzidas por ablação a laser.[66] Estes estudos indicaram claramente que as nanopartículas não tinham efeitos tóxicos na proliferação celular, pelo menos até uma concentração de 3,52 mg/L. Tendo em conta a semelhança química entre o MoS2 e o WS2, é provável que a sua toxicidade não seja muito diferente. Num estudo, foram examinados os efeitos de revestimentos de cobalto com nanopartículas de WS2 do tipo fulereno impregnadas sobre a fadiga e a falha de limas.[66]

As ligas de cobalto-crómio são amplamente utilizadas em dispositivos médicos, incluindo próteses, articulações artificiais, válvulas cardíacas, etc. A biocompatibilidade desta liga foi discutida recentemente. Assim, o revestimento metálico exato para servir de matriz para as nanopartículas de FI pode ser alterado de acordo com as necessidades específicas. Neste trabalho, os EFs foram revestidos com filmes de cobalto contendo uma baixa percentagem de nanopartículas de WS2 do tipo fulereno (Co/IF). Os resultados sugerem uma redução significativa da taxa de falha dos EFs revestidos, tanto no modo taper- locked (incidental) como no modo induzido por fadiga. Esta análise demonstra que um revestimento de Co/IF com alguns microns de espessura pode melhorar a vida útil da lima do canal radicular e, potencialmente, permitir que esta seja utilizada sem receio de falhas. Obviamente, este revestimento não parece alterar as propriedades mecânicas da liga de NiTi subjacente, mas sim permitir que funcione sob uma menor quantidade de tensão, melhorando assim a sua vida útil. Estes revestimentos podem, além disso, constituir uma alternativa à abordagem atual de adição de agentes lubrificantes durante o tratamento. Acredita-se que esta análise se aplica a um grande número de tecnologias baseadas em SMA de NiTi, onde a falha induzida por fricção é relevante.[37]

D) Nanoindentação e avaliação da fadiga

A nanoindentação pode ser utilizada como uma ferramenta para avaliar a tensão interna e a fadiga de uma lima de NiTi após um trabalho clínico. De um modo geral, o NiTi apresenta uma distribuição bimodal do módulo de elasticidade e da dureza. Os cristalitos constituídos maioritariamente pela fase martensite apresentam um módulo de Young entre 20 e 50 GPa, enquanto os domínios de austenite apresentam valores de 40 a 90 GPa. Os resultados das medições mecânicas não são muito diferentes. Num estudo, foram examinados os efeitos de revestimentos de cobalto com nanopartículas de WS2 do tipo fulereno impregnadas sobre a fadiga e a falha de limas.

As ligas de cobalto-crómio são muito utilizadas em dispositivos médicos, incluindo próteses, articulações artificiais, válvulas cardíacas, etc. A biocompatibilidade desta liga foi discutida recentemente. Assim, o revestimento metálico exato para servir de matriz para as nanopartículas de FI pode ser alterado de acordo com as necessidades específicas. Neste trabalho, os EFs foram revestidos com filmes de cobalto contendo uma baixa percentagem de nanopartículas de WS2 do tipo fulereno (Co/IF). Os resultados sugerem uma redução significativa da taxa de falha dos EFs revestidos, tanto no modo taper- locked (incidental) como no modo induzido por fadiga. Esta análise demonstra que um revestimento de Co/IF com alguns microns de espessura pode melhorar a vida útil da lima do canal radicular e, potencialmente, permitir que esta seja utilizada sem receio de falhas. Obviamente, este revestimento não parece alterar as propriedades mecânicas da liga de NiTi subjacente, mas sim permitir que funcione sob uma menor quantidade de tensão, melhorando assim a sua vida útil. Estes revestimentos podem, além disso, constituir uma alternativa à abordagem atual de adição de agentes lubrificantes durante o tratamento. Acredita-se que esta análise se aplica a um grande número de tecnologias baseadas em SMA de NiTi, onde a falha induzida por fricção é relevante.[67]

E) Nanoindentação e avaliação da fadiga

A nanoindentação pode ser utilizada como uma ferramenta para avaliar a tensão interna e a fadiga de uma lima de NiTi após um trabalho clínico. De um modo geral, o NiTi apresenta uma distribuição bimodal do módulo de elasticidade e da dureza. Os cristalitos constituídos maioritariamente pela fase martensite apresentam um módulo de Young entre 20 e 50 GPa, enquanto os domínios de austenite apresentam valores de 40 a 90 GPa. Os resultados das medições mecânicas relatadas na literatura variam muito com as condições específicas de teste, tensão aplicada e temperatura. Além disso, a fração de volume da martensite pode aumentar durante a aplicação de tensão pela ponta do nanoindentador, o que pode explicar a dispersão nos dados experimentais. Assim, as nanopartículas, como materiais de revestimento de superfície, desempenham um papel importante no desempenho clínico dos instrumentos de NiTi.[68]

F) Modificações de materiais

Após a instrumentação mecânica, os materiais orgânicos da polpa e os detritos dentários inorgânicos acumulam-se nos espaços do canal radicular e nos canais acessórios, aletas e istmos. Em casos de necrose pulpar, os detritos dentinários podem estar contaminados e a microbiota presente na área intocada pode sobreviver e reativar-se em condições adequadas. A solução de irrigação e os medicamentos intracanais foram introduzidos para erradicar a microbiota e desinfetar o sistema de canais radiculares. Embora a RCT utilize irrigantes intracanais potentes, por exemplo, NaOCl a 6%, para erradicar a infeção microbiana, é muito difícil conseguir uma desinfeção completa da complexa anatomia do canal radicular. Além disso, as estruturas secundárias intra-canal, por exemplo, os canais laterais e os istmos, podem albergar biofilme bacteriano estabelecido e servir como fonte de reinfeção do canal radicular, causando falhas no tratamento.[68] Estes canais laterais existem na maioria das estruturas dos canais radiculares e são dificilmente detectáveis nas radiografias dentárias. Mesmo quando detectados, os canais laterais são frequentemente difíceis de instrumentar, deixando intactos os biofilmes bacterianos pré-existentes. Por conseguinte, a moldagem mecânica deve ser acompanhada da desinfeção química para maximizar a eficácia antimicrobiana dos procedimentos endodônticos. Uma vez que a desinfeção química tem um efeito importante no sucesso do tratamento do canal radicular, os medicamentos e irrigantes intracanais são adjuvantes necessários que podem afetar o resultado do tratamento. As nanopartículas, devido ao seu tamanho, têm a capacidade de se dispersarem rapidamente nos espaços de difícil acesso do complexo sistema de canais radiculares, o que conduz a um melhor efeito antimicrobiano.[8]

G) **Desinfeção do canal radicular**

Um dos principais objectivos biológicos da limpeza e moldagem é eliminar a periodontite apical através da desinfeção do sistema de canais radiculares. A ampliação mecânica do espaço do canal não pode desinfetar suficientemente os canais radiculares, pelo que se recomenda a utilização de irrigantes e medicamentos antimicrobianos juntamente com a preparação mecânica.

Os medicamentos intracanais foram introduzidos para erradicar a microbiota e desinfetar o sistema de canais radiculares. Embora a RCT utilize irrigantes intracanais potentes, por exemplo, NaOCl a 6%, para erradicar a infeção microbiana, é muito difícil conseguir a desinfeção completa da complexa anatomia do canal radicular. Além disso, as estruturas secundárias intra-canal, por exemplo, os canais laterais e os istmos, podem albergar biofilme bacteriano estabelecido e servir como fonte de reinfeção do canal radicular, causando falhas no tratamento. Estes canais laterais existem na maioria das estruturas dos canais radiculares e são dificilmente detectáveis nas radiografias dentárias. Mesmo quando detectados, os canais laterais são frequentemente difíceis de instrumentar, deixando intactos os biofilmes bacterianos pré-existentes. Por conseguinte, a moldagem mecânica deve ser acompanhada da desinfeção química para maximizar a eficácia antimicrobiana dos procedimentos endodônticos. Uma vez que a desinfeção química tem um efeito importante no sucesso do tratamento do canal radicular, os medicamentos e irrigantes intracanais são adjuvantes necessários que podem afetar o resultado do tratamento. As nanopartículas, devido ao seu tamanho, têm a capacidade de dispersão rápida nos espaços de difícil acesso do complexo sistema de canais radiculares, o que conduz a um melhor efeito antimicrobiano.[18]

i. **Irrigantes**

As soluções de irrigação são aplicadas para erradicar a microbiota no sistema de canais radiculares, dissolver o tecido necrótico, lubrificar o canal e remover a camada de smear layer sem irritar os tecidos saudáveis. Até à data, foram introduzidos diferentes irrigantes (ou seja, hipoclorito de sódio, clorexidina, EDTA, etc.) e técnicas (tanto manuais como assistidas por máquinas), mas nenhum deles satisfaz todos os requisitos descritos. Nas últimas décadas, alguns tipos de nanopartículas e estratégias baseadas em nanopartículas têm sido avaliadas em relação à qualidade da desinfeção do canal radicular, bem como a reação tecidual a esses materiais. "**Gomes-Filho et** al.[52] avaliaram a reação tecidular do material de dispersão de nanopartículas de prata a 47 e 23 ppm e do cloridrato de sódio durante um período de 90 dias. Com base nos resultados deste estudo, o material de dispersão de nanopartículas de prata na concentração de 23ppm tem uma biocompatibilidade promissora em comparação com os outros materiais. De acordo com um estudo sobre a eficácia de soluções experimentais contendo prata e ZnO Np e irrigantes endodônticos convencionais contra o biofilme de *E. faecalis* em canais radiculares, concluiu-se que 1% de Ag Np e 26% de ZnO Np foram eficazes contra o biofilme de *E. faecalis*, à semelhança dos irrigantes endodônticos convencionais. A terapia fotodinâmica antimicrobiana baseada em nanopartículas também proporcionou uma nova alternativa para a irrigação endodôntica convencional. Uma vez que a aplicação deste tipo de material tem algumas limitações, tais como a resposta inflamatória, a genotoxicidade e a citotoxicidade, são necessários mais estudos para a utilização segura destas nanopartículas.[69]

ii. Medicamentos

Após a preparação quimio-mecânica, muitos dos canais radiculares contêm microrganismos viáveis, pelo que tem sido utilizada uma variedade de medicamentos intracanais para a desinfeção completa do canal entre consultas. Os medicamentos intra-canal têm sido utilizados para diminuir a contagem bacteriana, prevenir o recrescimento bacteriano e também para reduzir a dor entre consultas.[70] O Ca (OH)2 é um medicamento com 85

agente intracanal com pH alcalino que poderia matar as bactérias, neutralizar a atividade biológica do lipopolissacárido bacteriano e também tornar o tecido necrótico mais suscetível à ação solubilizante do NaOCl na consulta seguinte. A E.faecalis é uma bactéria gram-positiva facultativa que tem sido frequentemente recuperada de casos tratados em múltiplas consultas e é extremamente resistente à maioria dos medicamentos intracanais, particularmente aos pensos que contêm hidróxido de cálcio. As nano partículas de quitosano (CS-np) e de óxido de zinco (ZnO-np) demonstraram possuir propriedades antibacterianas significativas contra a E.faecalis.[17] Estes materiais podem eliminar totalmente a E. faecalis planctónica e reduzir significativamente a espessura do biofilme, mas este carácter depende do tempo e da concentração, sendo necessários mais estudos a este respeito.[53]

H) Selantes para canais radiculares:

Os selantes do canal radicular devem ser utilizados em conjunto com o material obturador primário para selar o espaço entre a parede dentinária e o núcleo obturador. Com base nos critérios de Grossman para um cimento ideal, incluindo: tolerância tecidular, ausência de retração com a presa, tempo de presa lento, adesividade, radio-opacidade, ausência de coloração, solubilidade em solvente, insolubilidade em fluidos orais e tecidulares, propriedades bacteriostáticas e capacidade de criar um selamento, nenhum dos cimentos atualmente disponíveis possui todas estas propriedades ideais.[17] Os cimentos à base de nanopartículas, por exemplo, os cimentos endodônticos modificados com SilverVandate, têm uma melhor atividade antimicrobiana e, devido ao seu tamanho reduzido, podem penetrar em 86

os túbulos dentinários em profundidade e aumentar a capacidade de selamento. Outra preocupação na aplicação de cimentos é a sua potente propriedade antimicrobiana a longo prazo. A incorporação de nanopartículas insolúveis de polietilenimina de amónio quaternário nos cimentos endodônticos pode levar a um efeito antibacteriano de longa duração sobre o E. faecalis, juntamente com a não citotoxicidade. Os cimentos biocerâmicos nanocristalinos têm um pH elevado durante o processo de presa inicial (fortemente antimicrobiano), são hidrofílicos, biocompatíveis, não encolhem nem reabsorvem, têm uma forte capacidade de selagem, fixam-se rapidamente e são fáceis de utilizar. São necessárias mais investigações para estabelecer a relevância clínica das propriedades acima mencionadas nos materiais obturadores de nanopartículas.[17]

I) Nanotecnologia em selantes:

A adição de NPs antibacterianas ao selante do canal radicular melhora os efeitos antibacterianos diretos e difusíveis dos selantes do canal radicular. As NPs do cimento para canal radicular reduzem a aderência de

E. faecalis para a dentina do canal radicular. A eliminação de bactérias dos sistemas de canais radiculares é crucial para o sucesso do tratamento dos canais radiculares. Apesar de uma preparação mecânica meticulosa, a infeção pode persistir em 20-33% dos canais radiculares, mesmo quando é utilizado um penso de hidróxido de cálcio. A persistência bacteriana pode ser devida a (i) irrigação intracanal ineficaz, (ii) preparação mecânica que deixa grande parte das superfícies do canal radicular intocadas e (iii) preparação quimio-mecânica ineficaz devido a limitações anatómicas.[54] O insucesso do tratamento também pode ocorrer como resultado da fuga coronal de saliva, nutrientes e reentrada bacteriana. Um agente patogénico intracanal resistente comum que serve como bactéria padrão de ouro na investigação endodôntica é o Enterococcus faecalis. O E. faecalis é um agente patogénico altamente resistente, apresentando resistência a vários irrigantes e medicamentos. Reconheceu-se que, após a preparação quimiomecânica dos canais, as propriedades antimicrobianas dos cimentos endodônticos poderiam potencialmente controlar a infeção.[54] O formaldeído e o eugenol são eficazes contra os agentes patogénicos bacterianos, mas também são citotóxicos e mutagénicos. Além disso, as suas propriedades antibacterianas perdem-se rapidamente. Por exemplo, o AH Plus ou o AH26 não apresentavam qualquer atividade antibacteriana após vários dias. Além disso, os selantes que antes da aplicação tinham atividade antibacteriana não a mantiveram após a aplicação. Aparentemente, o desafio é formular cimentos endodônticos que possuam propriedades antibacterianas potentes a longo prazo. Uma forma de assegurar estas propriedades é conceber compostos antibacterianos que não sejam lixiviados para o meio ambiente. Foi descrita a síntese de nanopartículas de polietilenimina de amónio quaternário com potentes propriedades antibacterianas. Ao incorporar 1% de nanopartículas antibacterianas insolúveis (IABN) num compósito à base de resina, o material de restauração ganhou propriedades antibacterianas potentes, de largo espetro e duradouras.[71]

Preparação de nanopartículas de polietilenimina de amónio quaternário:

Num estudo, a síntese foi efectuada como previamente descrito. A polietilenimina dissolvida em etanol foi reagida com dibromopentano sob refluxo durante 24 h. A N-alquilação foi efectuada com octilo. A alquilação foi efectuada sob refluxo durante 48 h, seguida de neutralização com bicarbonato de sódio durante mais 24 h, nas mesmas condições. A metilação foi prosseguida a 42 °C durante 48 h, seguida de neutralização com bicarbonato de sódio durante mais 24 h. O sobrenadante obtido foi decantado e precipitado em água bidestilada (DDW), lavado com hexano e

DDW e depois liofilizado. O rendimento médio foi de 70% (mol/mol). O tamanho estimado das partículas foi de aproximadamente 32 nm utilizando o microscópio eletrónico de varrimento.[72]

Ao avançar para selantes antibacterianos, as IABN foram incorporadas em dois produtos comerciais. O efeito antibacteriano diferiu entre os vedantes, dependendo do material utilizado e da concentração de IABN. A incorporação de nanopartículas no AH Plus resultou num efeito antibacteriano mais forte quando comparado com o GuttaFlow. Este facto pode ser atribuído à diferente composição dos selantes, à base de resina epoxi e à base de silicone, respetivamente.[17] Uma interação diferente com o IABN dos selantes deve ser considerada e testada mais aprofundadamente. Com base nestes resultados in vitro, pode especular-se que os selantes modificados podem prevenir a re-infeção causada por fuga bacteriana ou por bactérias residuais nos túbulos dentinários, uma vez que estas bactérias serão expostas à superfície dos selantes modificados na interface selante-dentina e erradicadas. No entanto, tendo em conta que o antibacteriano funciona apenas em contacto direto, o efeito que as nanopartículas antibacterianas terão dentro dos túbulos dentinários ou dos canais acessórios deve ser testado mais aprofundadamente.[55,56]

Os compostos de amónio quaternário, à semelhança do IABN, têm uma carga superficial positiva e uma porção hidrofóbica. Considera-se que o primeiro passo na ação letal dos desinfectantes catiónicos é a sua adsorção à superfície das células bacterianas. Os IABN são bactericidas através de um mecanismo proposto de adsorção e penetração através da parede celular bacteriana, após o que se combinam com a proteína e a camada de gordura análoga da membrana celular.[73] Isto causa bloqueios na troca normal de iões e substâncias e a fuga de conteúdos intracelulares, levando à morte celular. Outros agentes antimicrobianos contra agentes patogénicos endodônticos, como a clorexidina, apresentam resultados controversos.[56] Embora o brometo de 12-metacriloxi-dodecilpiridínio (MDPB) tenha demonstrado um forte efeito antibacteriano, não foi testado quando incorporado ao selante endodôntico. Parece que o mecanismo antibacteriano das nanopartículas se limita ao contacto direto, de acordo com dados previamente publicados, podendo especular-se que quando o contacto

Se a ligação entre a bactéria carregada negativamente e a IABN carregada positivamente for estabelecida, pode ocorrer a desintegração da parede celular bacteriana, como observado por MEV.[55,74] Assim, constitui a base para a realização de estudos clínicos utilizando cimentos endodônticos contendo nanopartículas antibacterianas.

I) Materiais de obturação

De acordo com "**Schilder**", a obturação total do espaço do canal radicular é o objetivo final do procedimento endodôntico e o selamento tridimensional (apical, coronário e lateral) do espaço radicular é crucial para o sucesso a longo prazo. A obturação tridimensional do espaço radicular tem sido considerada um passo crítico no tratamento endodôntico.[17] O objetivo da obturação é criar uma vedação estanque ao longo de todo o comprimento dos espaços do canal radicular, desde a parte coronal até ao terminal apical, manter um ambiente limpo e desinfectado dentro do sistema de canais radiculares e, finalmente, criar uma condição óptima para a saúde dos tecidos periapicais.[51] Várias técnicas experimentais e materiais têm sido defendidos para fins de obturação, promovendo a qualidade do selamento e aumentando a taxa de sucesso clínico após a terapia do canal radicular.[17] Embora vários materiais e métodos tenham sido defendidos neste sentido, todos os materiais e técnicas apresentam algum grau de fuga. A maioria das técnicas utiliza um material de núcleo semi-sólido ou sólido em conjunto com um selante. Quer o material de obturação seja o núcleo ou o selante, ambos são irritantes, especialmente os selantes antes da presa.[74] A guta-percha é o único é um material universalmente aceite e comummente utilizado que possui muitas propriedades de um material de obturação ideal para o canal radicular, destacadas por Grossman. No entanto, possui algumas limitações, como a facilidade de deslocamento sob pressão, a falta de rigidez e adesividade, a propriedade antimicrobiana mínima e a contração se for termoplastificado. 5[7]

Nano partículas na obturação:

As nanopartículas melhoraram a adaptação do material de obturação às paredes dentinárias, aumentando a área de superfície. **O vidro bioativo 45S5** é uma nova aplicação de nanopartículas em endodontia, com uma área de superfície de contacto aumentada e um efeito antimicrobiano mais elevado, especialmente contra E. faecalis.[57] "**Mohn et al**", numa pesquisa, concluíram que o vidro bioativo nanométrico modificado com óxido de bismuto, como agente opacificante, poderia funcionar como um material de obturação radiopaco bioativo do canal radicular.[17]

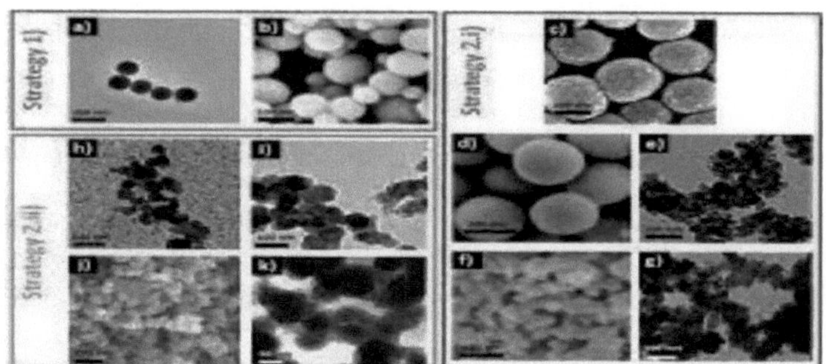

FIG. 11: NANOPARTÍCULAS DE VIDRO BIOACTIVO

Outra aplicação de nanopartículas na obturação é um compósito de pergaminho de guta de nano diamante (NDGP) incorporado com conjugados de amoxicilina de nanodiamante (ND-AMC), que pode reduzir a probabilidade de reinfeção do canal radicular e melhorar os resultados do tratamento.[75] Os NDs são nanopartículas de carbono com cerca de 4-6 nm de diâmetro; são subprodutos de resíduos que são facilmente processados para aplicações biomédicas. Numerosos estudos demonstraram que as nanopartículas de carbono são plataformas biocompatíveis para a administração de fármacos e a imagiologia, uma vez que possuem uma química de superfície adequada para a adsorção eletrostática e/ou a conjugação covalente de vários compostos.[17,75]

Por conseguinte, a utilização de NDs biocompatíveis para sequestrar e localizar simultaneamente a atividade da amoxicilina como modelo terapêutico, bem como para conferir propriedades mecânicas melhoradas ao GP para uma maior facilidade de manuseamento durante a obturação, proporciona uma via translacionalmente relevante para melhorar os resultados do tratamento endodôntico.[76]

A plataforma NDGP integra vários atributos importantes num único material de enchimento. Estes atributos incluem propriedades mecânicas melhoradas, relativamente às do GP não modificado, e atividade antimicrobiana contra a flora bacteriana oral. Tirando partido da química da superfície do ND, um antibiótico de largo espetro, como a amoxicilina, pode ser adsorvido à superfície do ND. A incorporação de NDs ligados à amoxicilina no GP pode facilitar a erradicação de bactérias residuais dentro do sistema de canais radiculares após a conclusão da obturação.[51] O NDGP também pode matar as bactérias que entram através dos canais laterais após o contacto com agentes antibióticos ND. A dispersão homogénea de NDs ao longo da matriz de GP também leva a um aumento da tenacidade, como evidenciado por testes mecânicos que comparam a resistência à tração do GP não modificado e do NDGP. É importante salientar que os canais radiculares foram eficazmente obturados utilizando técnicas de obturação tradicionais, tanto para o GP NDGP como para o GP não modificado, num estudo que demonstrou que a funcionalização de cones de GP convencionais com NDs carregados com amoxicilina pode aumentar a taxa de sucesso das terapias endodônticas, eliminando micróbios pré-existentes e prevenindo a reinfeção do sistema de canais radiculares.[76] A robustez mecânica do GP também foi aumentada com a administração do fármaco ND

A plataforma NDGP integra vários atributos importantes num único material de enchimento. Estes atributos incluem propriedades mecânicas melhoradas, relativamente às do GP não modificado, e atividade antimicrobiana contra a flora bacteriana oral. Tirando partido da química da superfície do ND, um antibiótico de largo espetro, como a amoxicilina, pode ser adsorvido à superfície do ND.[76]

A incorporação de NDs ligados à amoxicilina no GP pode facilitar a erradicação de bactérias residuais dentro do sistema de canais radiculares após a conclusão da obturação. O NDGP também pode matar as bactérias que entram através dos canais laterais após o contacto com os agentes antibióticos ND. A dispersão homogénea de NDs ao longo da matriz de GP também leva a um aumento da tenacidade, como evidenciado por testes mecânicos que comparam a resistência à tração do GP não modificado e do NDGP. É importante salientar que os canais radiculares foram eficazmente obturados utilizando técnicas de obturação tradicionais, tanto para o GP NDGP como para o GP não modificado, num estudo que demonstrou que a funcionalização de cones de GP convencionais com NDs carregados com amoxicilina pode aumentar a taxa de sucesso das terapias endodônticas, eliminando micróbios pré-existentes e prevenindo a reinfeção do sistema de canais radiculares.[76] A robustez mecânica do GP foi também aumentada com a incorporação de ND, melhorando as propriedades de manuseamento durante a aplicação clínica. Estudos futuros serão úteis para melhorar a interface do GP com a estrutura dentária circundante para, em última análise, melhorar a resistência à fratura em dentes enfraquecidos tratados endodonticamente. Devido às suas propriedades antimicrobianas e maior durabilidade, o NDGP pode aumentar a taxa de sucesso das terapias endodônticas convencionais e reduzir a necessidade de tratamentos adicionais, incluindo retratamentos e cirurgias apicais.[17,76]

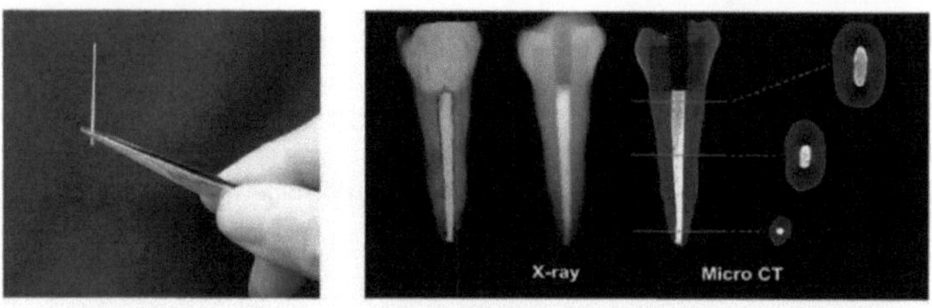

Nanodiamond-Gutta Percha Biomaterials for Root Canal Therapy

FIG. 12: BIOMATERIAIS DE GUTA-PERCHA DE NANODIAMANTE

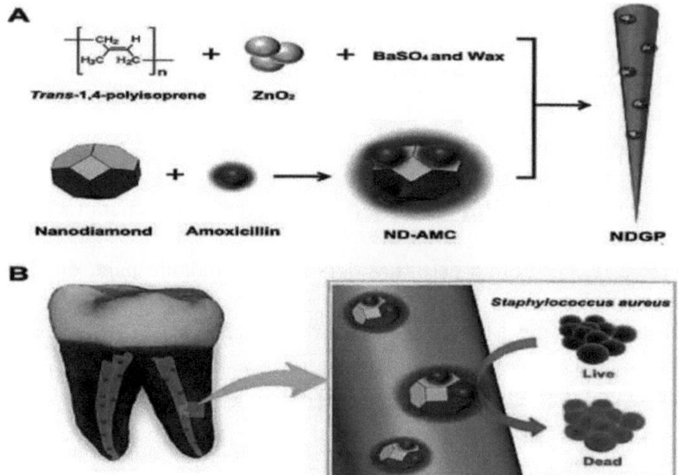

FIG 13: BIOMATERIAIS COMPÓSITOS DE NANODIAMANTE - GUTA-PERCHA

J) MATERIAIS DE RETRO-OBTURAÇÃO E DE REPARAÇÃO RADICULAR:

Um material de obturação ideal para o alvéolo radicular deve ter as seguintes propriedades: proporcionar uma vedação hermética, aderência às paredes da cavidade, ser biocompatível, não reabsorvível, dimensionalmente estável ao longo do tempo, induzir a regeneração do complexo PDL, ser fácil de utilizar e ter um tempo de trabalho adequado.[17] Atualmente, o Agregado de Trióxido Mineral (MTA), o Super-EBA e o Geristore são os materiais mais utilizados como materiais de obturação do alvéolo radicular, mas nenhum deles tem todos os requisitos de um material de obturação ideal para o alvéolo radicular. O manuseamento difícil e o tempo de presa prolongado do MTA, a solubilidade e o tempo de presa curto do super EBA e a retração da presa e a fuga bacteriana do compómero Geristore são alguns dos inconvenientes destes materiais para a aplicação clínica.[17] A nanotecnologia poderia promover, em certa medida, as caraterísticas destes materiais de obturação do extremo da raiz. O MTA nanomodificado é um novo material introduzido com propriedades físico-químicas melhoradas, como a diminuição do tempo de presa e o aumento da microdureza. **Sagiri et al.** efectuaram um estudo para analisar as propriedades físico-químicas de um agregado de trióxido mineral branco nanométrico (NWMTA) e compará-lo com o agregado de trióxido mineral branco (WMTA). Os testes estatísticos revelaram diferenças significativas entre os grupos

(P < 0,001) na área de superfície, tempo de presa e dureza de superfície para ambos os cimentos. A distribuição uniforme do estrôncio só foi observada no NWMTA.[76] O artigo afirma que o aumento da área de superfície do pó pode reduzir o tempo de presa e aumentar a microdureza mesmo em valores de pH mais baixos após a hidratação.

Os nanocompósitos são materiais poliméricos que incluem quantidades mínimas de nanopartículas, como argilas, nanotubos de carbono, etc. Embora os nanocompósitos poliméricos (PNCs)[77] tenham um teor de carga muito baixo, demonstraram propriedades mecânicas e térmicas melhoradas, tais como resistência ao calor, rigidez, estabilidade dimensional, condutividade eléctrica reduzida e, mais importante ainda, propriedades antimicrobianas inerentes após a presa e capacidades de elusão de fármacos. Os materiais de preenchimento da extremidade radicular colocados em estreita aproximação aos tecidos peri-radiculares e as propriedades antimicrobianas destes materiais podem melhorar o resultado da cirurgia peri-radicular.[77] Em comparação com o Geristore, os PNCs têm menos fugas e revelam uma interface apertada com os túbulos dentinários. Os PNCs também não mostraram diferenças estatisticamente significativas na citotoxicidade em comparação com o Pro Root MTA e o Geristore.[73] Devem ser efectuadas mais investigações para uma melhor compreensão do efeito da nanotecnologia no desenvolvimento de materiais de obturação de extremidades radiculares superiores.

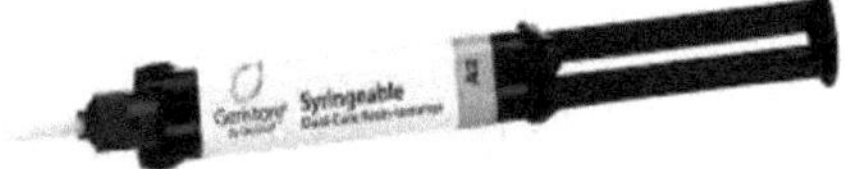

FIG. 14: GERISTORE

K) REPARAÇÃO E REGENERAÇÃO PULPAR

A manutenção da saúde pulpar nos casos de inflamação pulpar ou a regeneração do tecido pulpar saudável nos casos de necrose pulpar com sistemas e mecanismos são as principais preocupações da ciência endodôntica. O conceito de regeneração foi introduzido pela primeira vez pelo **Dr. B.W.Herman** com a aplicação de hidróxido de cálcio na terapia pulpar vital e pelo Professor **Nygaard-Qstby** com a avaliação da revascularização para restabelecer o complexo dentina-polpa em dentes permanentes com necrose pulpar.[77] A regeneração tecidular ou óssea guiada (GTR, GBR), a osteogénese de distração, o aumento ósseo com plasma rico em plaquetas, a regeneração dos tecidos periodontais com Emdogain, o aumento ósseo com proteína morfogénica óssea humana recombinante e a regeneração dos tecidos periodontais com o fator de crescimento dos fibroblastos são alguns exemplos neste contexto. A polpa dentária é um tecido conjuntivo único de baixa conformidade que é completamente sensorial e tem uma capacidade infinita de se reparar a si própria. As caraterísticas acima mencionadas têm efeitos protectores e perturbadores sobre a imunidade pulpar.[54,78] A microinfiltração de microrganismos e outros materiais tóxicos pode provocar danos nos tecidos pulpares e interferir com os mecanismos de proteção dos dentes. Assim, uma vedação hermética é um fator importante para o sucesso da reparação e regeneração pulpar. A incorporação de nanopartículas nos materiais de ligação e de restauração e a aplicação de conjuntos nanoestruturados para a reparação pulpar têm demonstrado caraterísticas promissoras, tais como uma menor microinfiltração e toxicidade. A nanotecnologia também é aplicada para avaliar as propriedades nano e micromecânicas de um tecido biológico e mecânico como a dentina. Especula-se também que os nanorrobôs possam ser utilizados como nanosensores para a administração de quantidades precisas de um agente terapêutico, como material de capeamento pulpar e fármacos, por exemplo, antibióticos.[17]

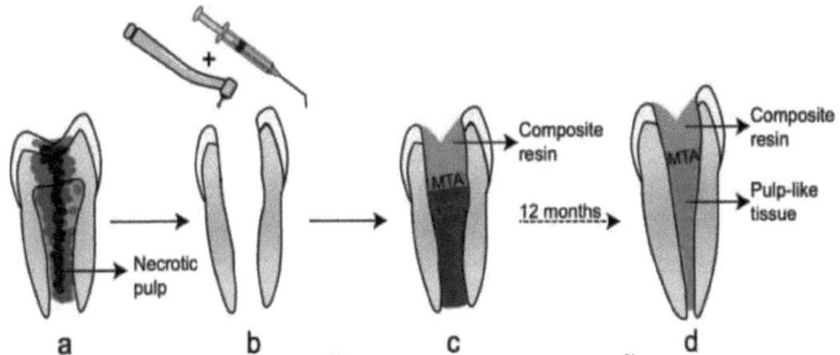

FIG. 15: REPARAÇÃO E REGENERAÇÃO PULPAR

M) Scaffolds poliméricos nanoestruturados:

Os suportes poliméricos nanoestruturados podem também servir de réplica sintética da matriz extracelular natural, a fim de promover a formação de novos tecidos e melhorar a regulação biológica do comportamento celular para a regeneração e reparação de tecidos.[60] A electrospinning tem sido amplamente utilizada para sintetizar suportes de polímeros naturais *(por exemplo,* colagénio) ou sintéticos e/ou sistemas de administração de fármacos De facto, está provado que os suportes que contêm antibióticos controlam/reduzem as infecções através da libertação controlada de uma grande variedade de antibióticos.[68] Em última análise, a capacidade dos scaffolds nano/microfibrosos para administrar quantidades intracanais, uniformes e muito controladas de antibióticos pode ter implicações positivas no tratamento, proporcionando um ambiente livre de bactérias propício à regeneração dos tecidos, ao mesmo tempo que minimiza os efeitos adversos da toxicidade atualmente associada à utilização da pasta de antibióticos. Ainda há muito a compreender sobre como podemos integrar tecnicamente os mecanismos estruturais e biológicos para devolver ao complexo dentina-polpa a sua forma e função normais.[17]

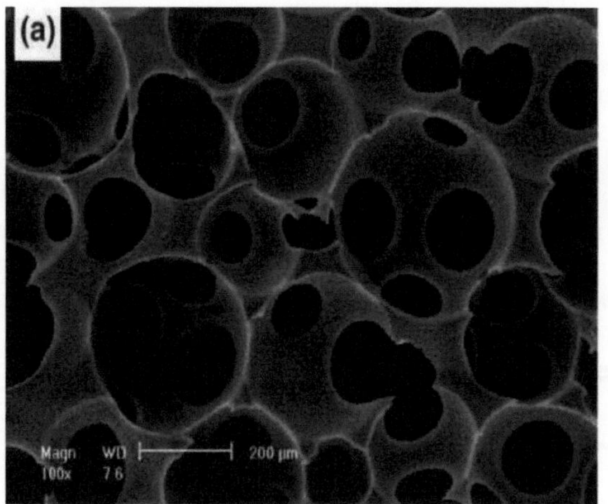

FIG. 16: ANDAIMES DE POLÍMEROS NANOESTRUTURADOS

Nano- Toxicidade

A aplicação extensiva de nanomateriais numa vasta gama de produtos para uso humano apresenta um risco potencial de toxicidade para a saúde humana e o ambiente. A Associação Americana de Saúde concluiu que a exposição a curto prazo a concentrações elevadas de partículas em suspensão no ar exterior contribui significativamente para o aumento da mortalidade cardiovascular aguda, particularmente num subgrupo de risco da população.[74]

A toxicidade das NPs pode ser influenciada por muitos factores. Alguns estudos não exploraram a toxicidade das NPs, enquanto outros mostraram que as NPs com propriedades antibacterianas não apresentavam citotoxicidade numa determinada gama de concentrações. Não é de surpreender que as NPs com propriedades antibacterianas de baixa concentração não sejam tóxicas, enquanto as de alta concentração exibem uma citotoxicidade mais pronunciada, e mesmo alguns investigadores descobriram que a toxicidade das NPs exibia um efeito dependente da dose.[17] No entanto, existem outros sons de acordo com a toxicidade das NPs.[23] Um estudo anterior concluiu que a toxicidade das NPs tinha uma forte correlação com o tempo e não com a concentração de NPs antimicrobianas.[51] Um resultado favorável foi o facto de a adição de NPs antibacterianas ter tornado os materiais originais menos tóxicos e mais biocompatíveis. Em resumo, a toxicidade das NPs antimicrobianas é afetada por uma série de factores, tais como a dosagem, os tipos, a dimensão das partículas, a distribuição, a duração da ação, a interação com outros componentes, etc. As NPs podem entrar facilmente no corpo e acumular-se nos órgãos, provocando sintomas de envenenamento devido à dimensão extremamente pequena das partículas. Até à data, não foi efectuado qualquer estudo para testar a citotoxicidade das NPs em seres humanos. Além disso, embora alguns trabalhos de investigação tenham explorado a toxicidade antibacteriana de diferentes NPs, não existem indicadores uniformes para padronizar a toxicidade das NPs.

toxicidade das NPs antibacterianas.[78] Como resultado, é difícil comparar a toxicidade entre diferentes NPs.[78] A toxicidade das NPs antimicrobianas merece ser explorada na mesma condição em odontologia. No entanto, existe a necessidade de avaliar o comportamento destas nanoestruturas na cavidade oral, tendo em consideração factores como o pH, a capacidade tampão da saliva, o contacto com a mucosa e a disseminação dos tecidos dentários, uma vez que a maior parte da toxicologia dos materiais nanoestruturados em medicina dentária se restringe a estudos in vitro.[79]

a) Desafios enfrentados pela nanodentística

- Posicionamento e montagem precisos de vírus à escala

molecular

* em seres humanos.Biocompatibilidade

- Coordenação simultânea das actividades de um grande número de robôs independentes à escala micrónica.

* Questões sociais de aceitação pública, ética, regulamentação e

segurança humana.[17]

b) Problemas de investigação em nanotecnologias na Índia

- Estratégia dolorosamente lenta
- decisõesFinanciamento sub-ótimo

* Falta de empenhamento do sector privado
* empresasProblema da retenção de mão de obra formada

NANO ROBÓTICA

O que é a nanorrobótica?

A nanorrobótica é a tecnologia de criação de máquinas ou robôs à escala microscópica de um nanómetro (10^{-9} m) ou próxima desta. Mais especificamente, a nanorrobótica refere-se à hipotética disciplina de engenharia nanotecnológica de conceção e construção de nanorrobôs; dispositivos com dimensões entre 0,1 e 10 mm e construídos com componentes à escala nanométrica ou molecular.[7] Com as capacidades científicas modernas, tornou-se possível tentar criar dispositivos nanorrobóticos e estabelecer uma interface entre eles e o mundo macro para controlo. Existem inúmeras máquinas deste tipo na natureza e há uma oportunidade de as construir mais, imitando a natureza. De acordo com a teoria da nanorrobótica, "os nanorrobôs são microscópicos em tamanho, provavelmente seria necessário que um número muito grande deles trabalhasse em conjunto para realizar tarefas microscópicas e macroscópicas".[7]

a) HISTÓRIA DOS NANOROBOTES

"Richard Zsigmondy" estudou os nanomateriais no início do século XX e as descobertas posteriores culminaram nas ideias apresentadas pelo físico vencedor do Prémio Nobel **"Richard**

Feynman" numa palestra intitulada "Plenty of Room at the Bottom" (Muito espaço no fundo) em 1959, na qual explorou as implicações da manipulação da matéria. As aplicações começaram na década de 1980 com a invenção do microscópio de varrimento por tunelamento e a descoberta dos nanotubos de carbono e dos fulerenos.[51]

O primeiro cientista que descreveu as aplicações médicas da nanotecnologia e dos nanorrobôs foi "**Robert Freitas Jr.**". Num artigo publicado no Journal of American Dental Association, definiu a nanomedicina como a "ciência e a tecnologia de diagnóstico, tratamento e prevenção de doenças e lesões traumáticas, de alívio da dor e de preservação e melhoria da saúde humana, através da utilização de materiais estruturados à escala nanométrica, da biotecnologia e da engenharia genética, No mesmo artigo, Freitas introduziu o conceito de nano-dentisteria, que define como a ciência e a tecnologia que "possibilitará a manutenção de uma saúde oral quase perfeita através da utilização de nanomateriais, da biotecnologia, incluindo a engenharia de tecidos, e da nanorrobótica".[16]

b) ARQUITECTURA DOS NANOROBOTES

Os nanorrobôs são dispositivos microscópicos teóricos medidos à escala dos nanómetros (1 nm equivale a um milionésimo de 1 mm). Quando passarem da fase hipotética, funcionarão a nível atómico, molecular e celular para executar tarefas nos domínios médico e industrial que, até agora, têm sido matéria de ficção científica.[80] Os nanorrobôs da nanomedicina são tão pequenos que podem facilmente atravessar o corpo humano. Os cientistas referem que o exterior de um nanorrobô será provavelmente construído com átomos de carbono numa estrutura de diamante devido às suas propriedades inertes e à sua resistência. As superfícies super lisas diminuirão a probabilidade de desencadear o sistema imunitário do corpo, permitindo que os nanorrobôs se desloquem sem obstáculos.[53,81] A glicose ou os açúcares naturais do corpo e o oxigénio poderão ser uma fonte de propulsão e o nanorrobô terá outras partes bioquímicas ou moleculares, dependendo da sua tarefa. Duas realizações desenvolveram a nanotecnologia através do método científico e não concetual. Em primeiro lugar, a invenção do microscópio de varrimento por tunelização (STM) por "**Binnig e Rohrerin**" em 1981, através do qual os átomos individuais foram facilmente identificados pela primeira vez.[7] Algumas das limitações deste microscópio foram eliminadas com a invenção do microscópio de força atómica, que permitia obter imagens de materiais não condutores, como as moléculas orgânicas. Esta invenção foi fundamental para o estudo das bolas de Bucky de carbono, descobertas na Universidade de Rice em 1985-1986, e dos nanotubos de carbono alguns anos mais tarde.[76]

c) MODO DE ACÇÃO DOS NANORROBÔS

Os nanorrobôs na medicina são utilizados com o objetivo de manter e proteger o corpo humano contra agentes patogénicos. Têm 0,5-3μm de diâmetro e são constituídos por peças com dimensões entre 1 e 100 nm.[65] O principal elemento utilizado é o carbono sob a forma de nanocompósito de diamante/fullereno, devido à sua maior resistência e inércia química. Outros elementos leves, como o oxigénio e o azoto, podem ser utilizados para fins especiais. O revestimento externo passivo de diamante proporciona um revestimento liso e sem falhas e provoca menos reacções do sistema imunitário do corpo. A alimentação dos nanorrobôs pode ser feita através do metabolismo da glicose local, do oxigénio e da energia acústica fornecida externamente.[16] Podem ser controlados por computadores de bordo capazes de efetuar cerca de 1000 ou mais cálculos por segundo. A comunicação com o dispositivo pode ser efectuada através de sinalização acústica do tipo broadcast.[14] Uma rede de navegação instalada no corpo fornece uma elevada precisão posicional a todos os nanorrobôs que passam e mantém um registo dos vários dispositivos no corpo. Os nanorrobôs são capazes de distinguir entre diferentes tipos de células, verificando os seus antigénios de superfície. A construção de nanorrobôs envolve sensores, actuadores, controlo, energia, comunicações e sinais interfaciais através de escalas espaciais e entre sistemas orgânicos/inorgânicos e bióticos/abióticos.[16,64,65] Os nano-actuadores podem ser controlados por luz ou sinais eléctricos. Quando a tarefa do nanorrobô estiver concluída, este pode ser recuperado, permitindo-lhe expelir-se através das vias excretoras humanas habituais

canais. Podem também ser removidos por sistemas activos de eliminação.[7,65]

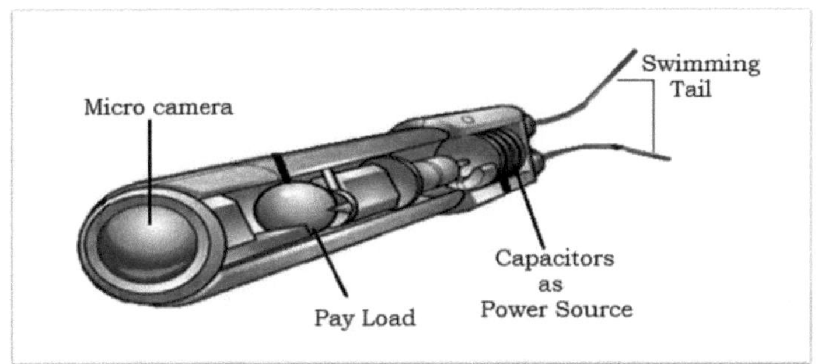

FIG. 17: NANO-ROBÔ DENTÁRIO E PARTES DE UM NANO-ROBÔ

d) APLICAÇÕES BIOMÉDICAS

Os nanorrobôs são máquinas moleculares complexas utilizadas para diagnosticar, tratar e prevenir doenças, aliviar a dor, preservar e melhorar a saúde humana. A primeira aplicação útil da nanomedicina foi a identificação de células cancerosas e a sua destruição. Os nanorrobôs podem ser aplicados na quimioterapia para combater o cancro através da administração de doses químicas precisas e uma abordagem semelhante pode ser adoptada para permitir que os nanorrobôs administrem medicamentos contra o VIH. Estes nanorrobôs de administração de medicamentos foram designados "**Pharmacytes**" por "**R.A.Freitas**" em 2000.[1] [6,82]

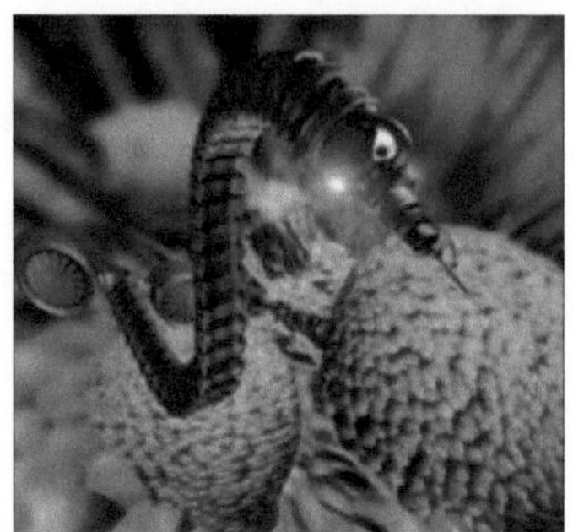

FIG. 18: DESTRUIÇÃO DAS CÉLULAS CANCERÍGENAS PELOS FÁRMACOS

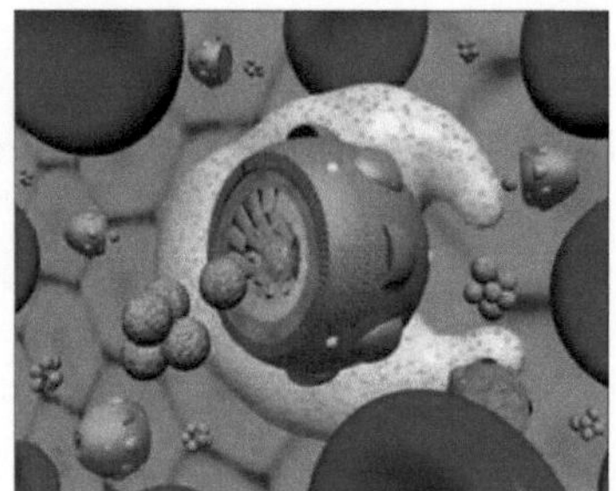

FIG. 19: LIGAÇÃO DE NANORROBÔS A WBCS

Uma utilização interessante dos nanorrobôs pode ser a sua ligação a células inflamatórias transmigratórias ou a glóbulos brancos, para atingir os tecidos inflamados e ajudar no seu processo de cura.[67] Assim, os nanorrobôs médicos aumentam o sistema imunitário ao encontrar e desativar bactérias e vírus indesejados, protegendo o corpo contra agentes patogénicos nocivos.

Os nanorrobôs médicos monitorizam a diabetes através do controlo das concentrações de nutrientes no corpo humano, incluindo os níveis de glucose no sangue dos doentes diabéticos. Utilizam

mecanismos de motilidade específicos para rastejar ou nadar através dos tecidos do corpo humano. Trabalhando na corrente sanguínea, mordiscam os depósitos ateroscleróticos nos vasos sanguíneos estenosados, alargando assim os vasos sanguíneos e prevenindo o enfarte do miocárdio. Podem também ser utilizadas para procurar e quebrar cálculos renais.[17,83]

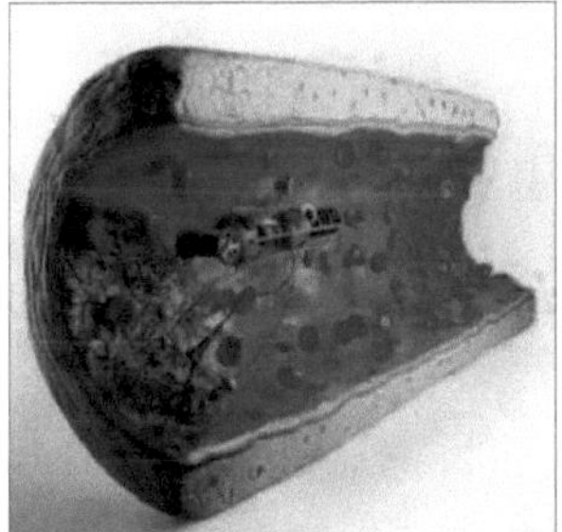

FIG. 20: NANORROBÔS A CORTAR OS DEPÓSITOS ARTEROSCLERÓTICOS NOS VASOS SANGUÍNEOS.

Para curar doenças de pele, pode ser utilizado um creme que contém nanorrobôs. Remove a quantidade certa de pele morta, remove o excesso de oleosidade, adiciona os óleos em falta, aplica a quantidade certa de compostos hidratantes naturais e alcança o objetivo indescritível da limpeza profunda dos poros.[32]

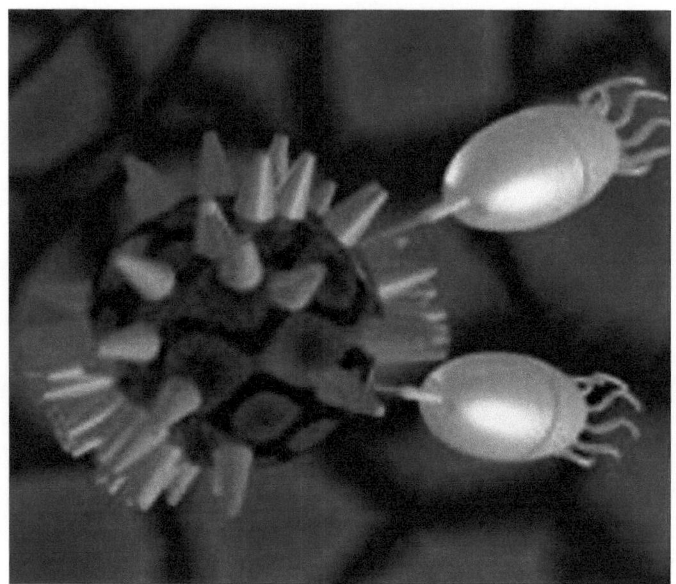

FIG. 21: CUIDADOS DA PELE - LIMPEZA PROFUNDA DOS POROS POR NANORROBÔS

Para serem eficazes do ponto de vista terapêutico, os fármacos têm de ser protegidos durante o seu trânsito até ao local de ação no organismo, mantendo as suas propriedades biológicas e químicas. Alguns fármacos são altamente tóxicos e causam efeitos secundários graves e um efeito terapêutico reduzido se se decompuserem durante a sua administração. Os nanorrobôs para a administração de fármacos administram a medicação diretamente num local-alvo, tornando-se activos apenas depois de atingirem o alvo, pelo que outras partes do corpo não serão afectadas.[66,69]

A utilização de nanorrobôs na cirurgia proporcionou ferramentas adicionais aos cirurgiões com um controlo sem precedentes sobre instrumentos de precisão, úteis para a cirurgia minimamente invasiva. Em vez de manipularem instrumentos cirúrgicos, os cirurgiões utilizam manípulos de joystick para controlar braços de robôs que contêm instrumentos em miniatura para efetuar micro-movimentos na cirurgia celular.[84]

Os nanorrobôs ajudam no diagnóstico e na biopsia. Viajam através da corrente sanguínea ou dos tecidos de todo o corpo à procura de infecções, órgãos danificados, tumores, vasos sanguíneos bloqueados ou células cancerígenas. Quando localizam depósitos indesejados ou órgãos danificados, os nanorrobôs entram em ação para remover esses depósitos e reparar os órgãos danificados.[66,70]

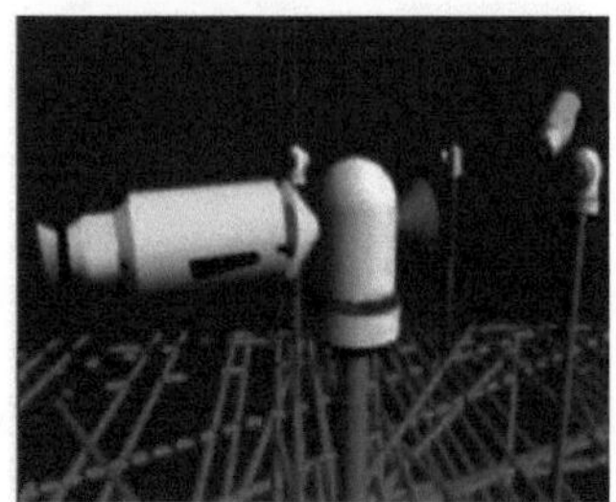

FIG. 22: ADMINISTRAÇÃO DE MEDICAMENTOS POR NANORROBÔS

e) APLICAÇÕES DENTÁRIAS

Os nanorrobôs podem ser utilizados para procedimentos preventivos/restaurativos e curativos. Os nanorrobôs dentários induzem a analgesia oral, dessensibilizam os dentes, manipulam os tecidos para re-alinhar e endireitar os dentes desalinhados (nanorrobôs ortodônticos).

1. Manutenção da higiene oral

Um elixir bucal cheio de nanorrobôs inteligentes poderia identificar e destruir bactérias patogénicas, permitindo que a flora inofensiva da boca florescesse num ecossistema saudável.[66,84]

Além disso, os dispositivos identificariam partículas de alimentos, placa bacteriana ou tártaro e levantá-las-iam dos dentes para serem enxaguadas. Estando suspensos num líquido e podendo nadar, os dispositivos seriam capazes de alcançar superfícies fora do alcance das cerdas das escovas de dentes ou das fibras do fio dental. Sub-oclusalmente - nanorrobôs que residem no dentifrício patrulham todas as superfícies supra-gengivais e sub-gengivais, metabolizando a matéria orgânica aprisionada e efectuando um desbridamento contínuo do cálculo. Previnem a cárie dentária e proporcionam uma barreira contínua à halitose.[63]

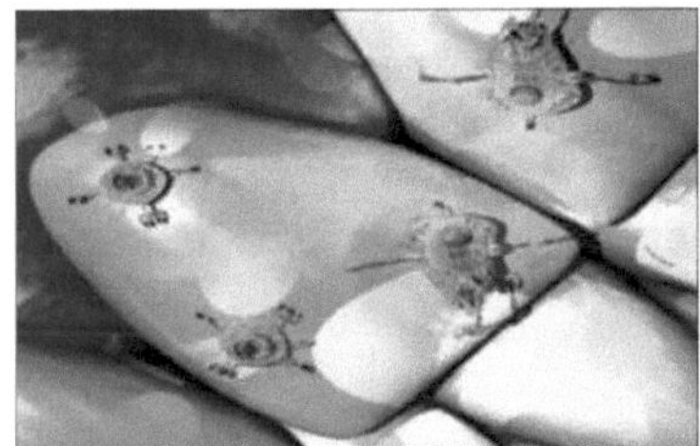

FIG. 23: PROFILAXIA ORAL NANORROBÓTICA

2. Dentifrício nanorobótico (Dentifrobots)

Unidades nanorrobóticas de habitação suboclusal, distribuídas por elixir bucal ou pasta de dentes, poderiam ser utilizadas para patrulhar todas as superfícies supragengivais e subgengivais pelo menos uma vez por dia, metabolizando a matéria orgânica retida em vapores inofensivos e inodoros e efectuando o desbridamento contínuo do cálculo.[64] Estes "Dentifrobots" invisivelmente pequenos [1- 10μm], rastejando a 1 - 10 μm/sec, seriam dispositivos baratos, puramente mecânicos, que se desactivariam em segurança se fossem engolidos e seriam programados com um protocolo rigoroso de prevenção oclusal.[11,66]

3. Preparação e restauração de cavidades

Múltiplos nanorrobôs que trabalham nos dentes em uníssono, invisíveis a olho nu, podem ser utilizados para a preparação de cavidades e restauração de dentes. A preparação da cavidade é limitada de forma muito precisa ao esmalte e à dentina desmineralizados, proporcionando assim a máxima conservação da estrutura dentária sólida.[64,69]

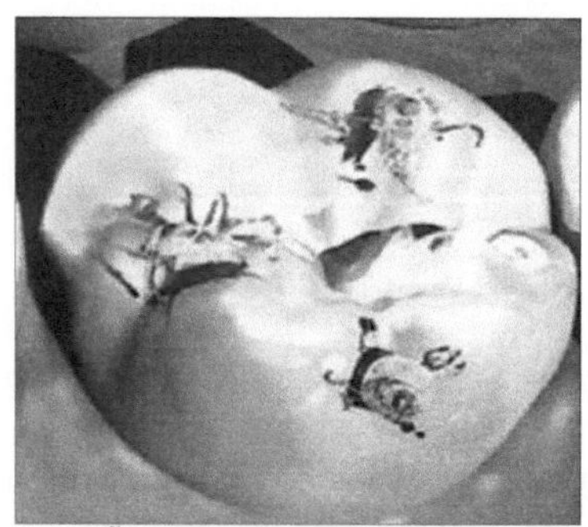

FIG. 24: PREPARAÇÃO DE CAVIDADES E RESTAURAÇÃO POR NANORROBÔS

4. Reparação de dentes

As técnicas nanodentárias envolvem engenharia genética, engenharia de tecidos e procedimentos de regeneração de tecidos para grandes reparações dentárias. Os nanorrobôs proporcionam uma terapia completa de substituição da dentição, incluindo componentes minerais e celulares, utilizando unidades microarquitectónicas altamente organizadas de nanorrobôs.[64,84]

5. Hipersensibilidade dentinária

A hipersensibilidade dentinária é um fenómeno patológico causado pela pressão transmitida hidrodinamicamente à polpa. Isto baseia-se no facto de os dentes hipersensíveis terem uma densidade superficial de túbulos dentinários oito vezes superior e túbulos com diâmetros duas vezes maiores do que os dentes não sensíveis.[69] Os nanorrobôs dentários reconstrutivos ocluem de forma selectiva e precisa túbulos dentinários específicos em poucos minutos, oferecendo aos pacientes uma cura rápida e permanente da hipersensibilidade.[11,84]

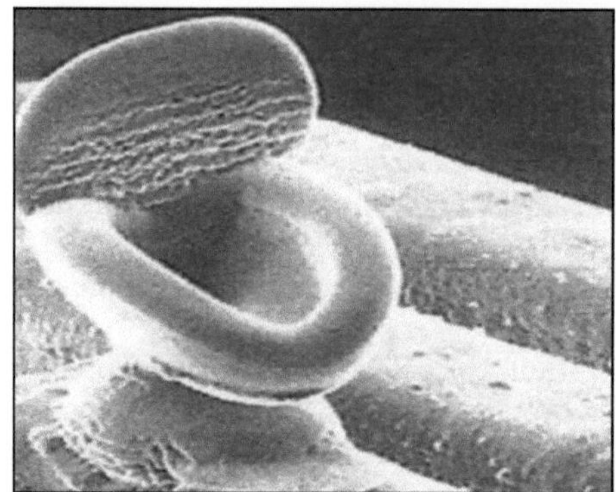

FIG. 25: CURA DA HIPERSENSIBILIDADE - NANORROBÔS NOS TÚBULOS DENTINÁRIOS

6. **Dentisteria estética**

São utilizados para procedimentos de renaturalização da dentição em medicina dentária estética. Escavam restaurações antigas de amálgama e refabricam os dentes com materiais biológicos, in-distinguíveis dos dentes originais.[68]

7. **Reposicionamento de dentes**

Os nanorrobôs ortodônticos podem manipular diretamente o tecido periodontal, incluindo a gengiva, o ligamento periodontal, o cemento e o osso alveolar, permitindo o endireitamento, a rotação e o reposicionamento vertical dos dentes de forma rápida e indolor, em minutos ou horas.[11,14]

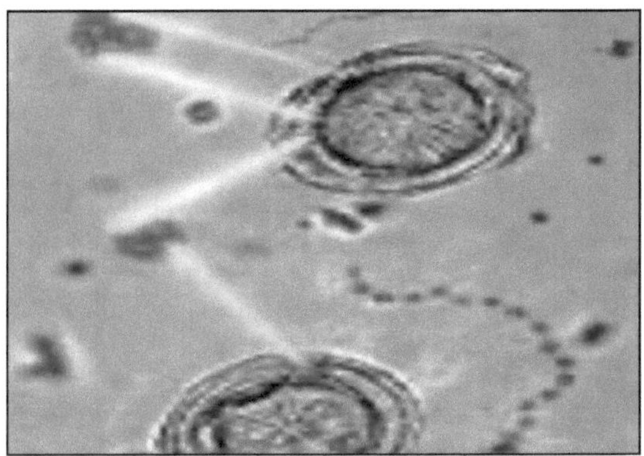

FIG. 26: NANO ROBÔS ORTODÔNTICOS

8. Indução da anestesia

Uma suspensão coloidal contendo milhões de nanorrobôs dentários analgésicos activos de dimensão micrónica será instalada na gengiva do paciente. Depois de entrarem em contacto com a superfície da coroa ou da mucosa, os nanorrobôs ambulantes atingem a dentina migrando para o sulco gengival e passam sem dor através da lâmina própria ou através de uma camada de tecido solto de 1 a 3 µ de espessura na junção cementária.[11,17,83] Ao chegarem à dentina, entram nos túbulos dentinários até 14 µ de profundidade e dirigem-se para a polpa guiados por uma combinação de gradiente químico, diferenciais de temperatura e navegação posicional sob controlo nanocomputadorizado. Uma vez instalados na polpa, estabelecem o controlo dos impulsos nervosos, os nanorrobôs analgésicos comandados pelo dentista eliminam toda a sensibilidade em qualquer dente específico que necessite de tratamento. Quando o dentista pressiona o comando manual, o dente selecionado é imediatamente anestesiado. Após a conclusão do procedimento, o dentista ordena aos nanorrobôs que restaurem toda a sensibilidade e saída do dente. 4[11,8]

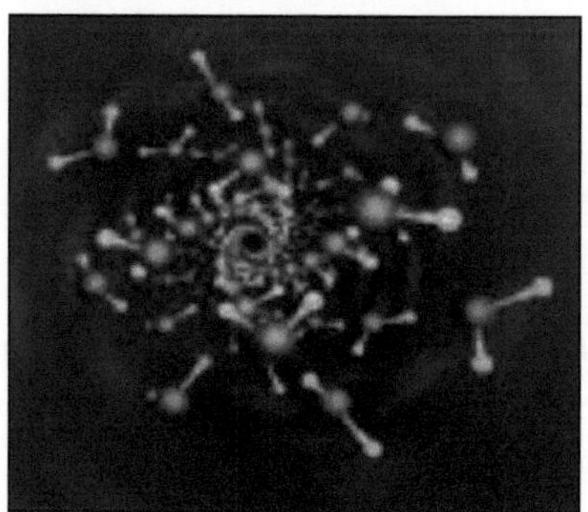

FIG. 27: NANORROBÔS EM SOLUÇÃO ANESTÉSICA LOCAL

9. Nanoterminadores

A aplicação de nanorrobôs pode ser, até certo ponto, incontrolável e, se estas partículas atravessarem a corrente sanguínea e chegarem a um dos centros vitais, podem confundir estes sistemas e provocar uma catástrofe. Os nanoterminadores (assassinos de nanorrobôs) e também a autodestruição de nanorrobôs são novos mecanismos propostos que foram desenvolvidos para destruir estes nanorrobôs e ultrapassar este problema.[17]

ROBÔS NO DOMÍNIO DENTÁRIO E MÉDICO

A) Robôs na área da medicina dentária

1. Robô para pacientes dentários

As aptidões em terapia dentária dependem frequentemente da competência e da capacidade dos clínicos, sendo necessário que estes tenham uma vasta experiência na utilização de métodos e modelos que reflictam com exatidão os procedimentos e as condições reais de tratamento. Os recém-licenciados carecem de competências clínicas e de experiência no tratamento de pacientes. Até há pouco tempo, a formação clínica era efectuada em pacientes voluntários que davam o seu consentimento. No entanto, as recentes alterações nas questões éticas relacionadas com os estudos ambientais, a medicina e a medicina dentária dificultaram essa formação clínica. Atualmente, os chamados fantomas consistem numa região cefálica funcional simples e numa disposição dos dentes que é diferente da dos pacientes reais. Consequentemente, o conceito de paciente-robô dentário foi iniciado no Japão.[11]

2. Showa Hanako

A Universidade Showa de Tóquio contratou a empresa de

robótica **Tmsuk** para fabricar o robô realista que foi concebido para simular uma série de gestos e respostas típicas dos pacientes, permitindo aos estudantes de medicina dentária experimentar como é trabalhar com um paciente real. **O Showa Hanako2** é considerado um substituto mais fácil de utilizar e funcional do Showa Hanako 1, que foi apresentado em março de 2010. O fabricante da "boneca do amor", Orient Industry, é responsável pela pele de silicone e pelo revestimento da boca, o que aumenta a sensação de realismo e impede a entrada de água na máquina.[69] Pode pestanejar, revirar os olhos, espirrar, abanar a cabeça, tossir, mexer a língua e até ficar cansado quando tem de manter a boca aberta durante muito tempo. Curiosamente, o robô também é capaz de simular um reflexo de vómito, que é bastante frequente durante os procedimentos dentários. Os engenheiros japoneses também utilizaram uma tecnologia de reconhecimento de voz desenvolvida pela Raytron para facilitar a capacidade de conversação.[2]

1. Geminóide DK

"**Hiroshi Ishiguro** (professor da Universidade de Osaka), juntamente com os seus colegas do Instituto Internacional de

Investigação em Telecomunicações Avançadas do Japão, criaram um novo robot chamado **Geminoid DK**. O facto mais interessante desta invenção é que representa a réplica exacta do Professor da Universidade de Aalborg "**HenrikScharfe**". Vale a pena mencionar que o robô é o primeiro de uma série baseada em personalidades fora do Japão. Segundo o inventor, a máquina destina-se a fazer avançar a ciência e a filosofia androide, na procura de respostas a questões fundamentais. Os Geminoids podem ser controlados remotamente, estando equipados com tecnologia avançada de captura de movimentos. Esta última permite à máquina imitar expressões faciais e imitar com precisão os movimentos da cabeça.[11,16]

2. **Simroid** É um robô de treino dentário super realista para dentistas, desenvolvido na Universidade Dentária Nippon Kokoro com o fabricante de equipamento dentário Morita Manufacturing.[68] Na verdade, é uma atualização do Simuloid, um robô de treino dentário menos sofisticado criado em 2007. Os seus criadores afirmam que o Simroid, um simulador de pacientes dentários da próxima geração, foi desenvolvido para fornecer um feedback mais emocional aos dentistas em formação. O que o distingue são os avanços na robótica e na

inteligência artificial, que agora o fazem reagir com respostas mais reais e emocionais.[16,85] Os sensores dentro e à volta da boca permitem-lhe sentir dor e desconforto simulados, aos quais reagirá negativamente, tornando os estudantes mais conscientes da sua técnica. Pode até reagir com desconforto quando o cotovelo do futuro dentista entra em contacto com o seu peito, por isso os seus criadores pensaram em tudo.[11,85] Foi utilizada uma nova pele artificial em vez de silicone, que pode rasgar facilmente quando o robô tem de abrir bem a boca, e o Simroid está agora equipado com capacidades de comunicação muito melhores. As capacidades de reconhecimento da fala permitem-lhe responder e reagir a perguntas ou comandos. É ainda capaz de classificar e avaliar o seu tratamento, com duas câmaras a monitorizar todos os movimentos do aluno e as leituras dos seus sensores a serem registadas durante todo o procedimento. Este paciente robô é fabricado pela **"Kokoro"**, que também produz a linha Actroid de robôs humanóides realistas.[63,64] Foi desenvolvido para melhorar as capacidades de comunicação entre os estudantes e os doentes, dando ênfase à atitude e não à técnica.

3. Rosado

Trata-se de um novo sistema de orientação intra-operatória

assistido por computador para cirurgia de implantes, planeamento de implantes e cirurgia com o sistema robótico Rosy; são necessários cinco processos de trabalho diferentes. O planeamento pré-protético consiste na preparação de uma maquete direta com a ajuda de resina radio-opaca no conjunto do molde pré-operatório.[11,86] Este modelo é experimentado na boca do paciente. O molde com a maquete é colocado na placa de suporte inferior do Rosy e é colocado um ponteiro no local de entrada do implante e na angulação. Utilizando os motores de seis passos, a placa de suporte inferior pode ser ajustada em todos os seis graus de liberdade espacial. A posição do implante pode ser determinada apontando o ponto de entrada planeado do implante na superfície de gesso. Posteriormente, o modelo é colocado no gesso e a orientação do implante é ajustada, se necessário, de modo a que a construção do pilar fique localizada dentro do contorno da coroa. Finalmente, o ponteiro é trocado por uma broca e os orifícios necessários são efectuados na férula.

Os tubos de titânio pré-fabricados são fixados nestes orifícios, de modo a que a sua direção seja claramente visível na radiografia subsequente. A posição do implante é corrigida com o software

Osirix.[11,86]

Estes tubos são removidos da férula, os orifícios são fechados com uma resina transparente de polimerização a frio e a férula é reforçada na zona cervical. Em seguida, o molde com a férula é colocado no Rosy e os motores deslocam-se automaticamente para a posição guardada durante o planeamento inicial do implante.[2] Os valores de correção do Osirix são agora introduzidos no Rosy. O molde é assim deslocado e rodado de acordo com os valores de correção e a posição corrigida é obtida em relação à posição originalmente planeada. A férula é agora colocada na boca do paciente. Os cabos da broca podem ser inseridos diretamente nos orifícios da férula; a orientação é tão precisa que não é necessária a utilização de casquilhos metálicos.[11,87]

B) Robótica no domínio da medicina

Na sequência da evolução da tecnologia dos robôs industriais, a robótica entrou no domínio da medicina e é utilizada numa série de disciplinas cirúrgicas. Passaram décadas desde que os robôs entraram no campo da medicina e esta tecnologia não teria sido possível se Leonardo da Vinci tivesse criado muitos esboços e desenhos de robôs em 1500.32 Tudo começou em 1985, quando um robô, o PUMA 560, foi utilizado para colocar uma agulha para uma biopsia cerebral utilizando a orientação por TAC. Em 1988, o MROBOT foi utilizado para efetuar uma cirurgia prostática pelo "**Dr. Senthil Nathan**" no Guy "s and St Thomas" Hospital, em Londres. Thomas", em Londres. Além disso, a primeira cirurgia robótica completa teve lugar no Centro Médico da Universidade do Estado de Ohio, sob a direção do **Dr. Robert E. Michler**, Professor e Chefe de Cirurgia Cardiotorácica.[2,7] Os avanços ocorreram em julho de 1998, quando uma operação de reconexão das trompas de Falópio foi realizada com êxito em clivagem, utilizando o ZEUS. Em 12 de maio de 2008, o primeiro procedimento neurocirúrgico robótico compatível com RM guiado por imagem foi realizado na Universidade de Calgary pela "**Dra. Garnette**

Sutherland" utilizando o NeuroArm. Também houve uma revolução quando, em janeiro de 2009, foi realizado o primeiro transplante de rim assistido por robótica no Saint Barnabas Medical Center em Livingston, Nova Jérsia, pelo **Dr. Stuart Geffner**. Em setembro de 2010, a primeira operação robótica na vasculatura femoral foi realizada no Centro Médico Universitário de Liubliana por uma equipa liderada por Borut Gersak. O robô utilizado foi o primeiro verdadeiro robô, ou seja, não se limitava a reproduzir o movimento das mãos humanas, mas era guiado pelo premir de botões.[11,88]

MICRORROBÔ ENDODÔNTICO

1. Projeto mecânico

Existem diferentes configurações possíveis de máquinas. Apresenta-se aqui a conceção de uma micro-máquina polivalente para a preparação de canais radiculares, que é ilustrada em imagens. Como indicado na figura, esta máquina tem cinco eixos de movimento: movimento linear nas direcções *X, Y e Z* e movimento de rotação nas direcções $\theta\ x$,$\theta\ y$. Os ângulos de inclinação $\theta\ x$, θy são controlados por actuadores lineares adicionais *X'* e *Y'*. Há outro movimento de rotação previsto para o fuso $\omega\ z$.[77]

A máquina tem uma base em forma de sela. É montada sobre um par de brackets de referência e sobre a fila de dentes. Antes de tirar as radiografias e montar esta máquina, o par de brackets, em tamanhos variados para se adaptarem aos dentes dos pacientes, deve ser pré-fixado firmemente no dente a ser tratado. Os dentes vizinhos podem ser utilizados como suporte.[89]

O par de brackets fornece três pontos de referência radiopacos para o registo da máquina, estabelecendo assim um sistema de coordenação para a máquina. Quando a máquina estiver assente no suporte de referência, a base da máquina não terá qualquer movimento relativamente aos dentes do doente, independentemente dos movimentos da cabeça ou do maxilar do doente. A máquina foi concebida de forma compacta e rígida para que o doente a possa morder. Não é necessário que o doente mantenha ativamente a boca bem aberta, nem que mantenha a cabeça absolutamente imóvel. Não existem cantos afiados que possam ferir o doente e uma caixa protetora aumenta ainda mais a segurança.[71,72]

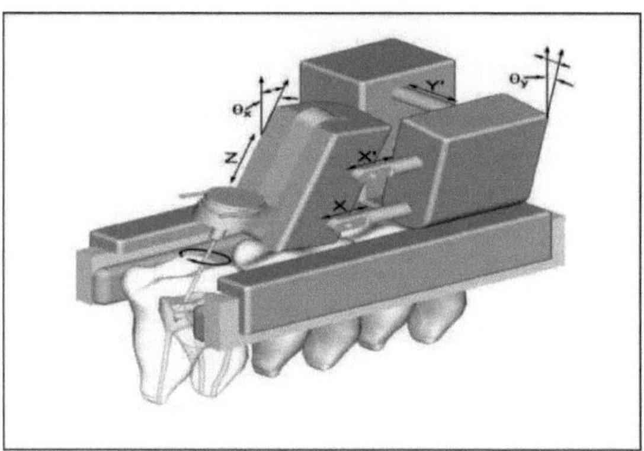

FIG. 28: MICRO-MÁQUINA MULTIFUNÇÕES PARA TRATAMENTO ENDODÔNTICO AUTOMÁTICO

Concebida para uma utilização polivalente, esta máquina pode conter vários instrumentos endodônticos e dispositivos auxiliares. Com um conceito de troca rápida de ferramentas, utilizando um design de cartucho, diferentes ferramentas podem ser pré-montadas numa pequena unidade modular, que pode ser inserida num adaptador deslizante no eixo Z.[90]

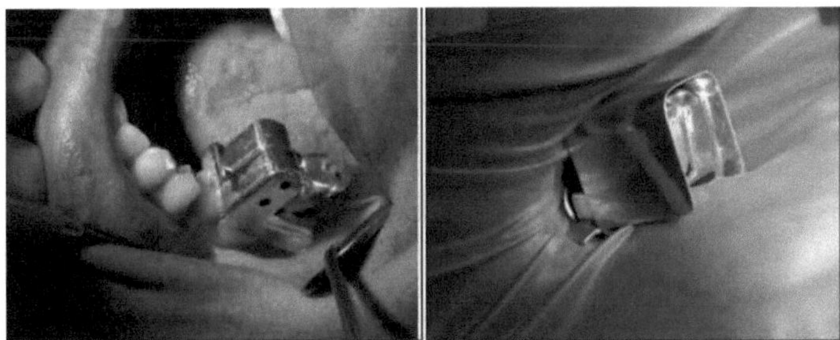

FIG. 29: COLOCAÇÃO DE UMA MICRO-MÁQUINA

Modelo da máquina mostrando como se encaixa na boca do doente: à esquerda está a máquina colocada juntamente com um dique de borracha. A máquina está protegida por uma proteção de aço inoxidável

cobertura. À direita, a máquina sem cobertura ou dique de borracha, mostrando a relação de tamanho com os dentes.[90]

2. Os objectivos específicos da conceção de micro robôs incluem:

1) Reduzir a dependência das competências do dentista,

2) Minimizar o erro humano, e

3) Oferece um método de diagnóstico e tratamento precisos.[24,91]

Esta máquina deve ter as seguintes caraterísticas

- Um micro ajuste de posição e orientação para garantir que as ferramentas começam num ponto exato;
- Um controlo automático da velocidade de avanço e da distância de deslocação para garantir que as ferramentas podem atingir a profundidade de canal necessária e parar num ponto designado;

- Micro sensores incorporados para monitorizar o processo de sondagem e perfuração;
- Deteção e controlo do ápice para evitar perfurações da raiz ou a

possibilidade de ultrapassar o ápice (exceder o ápice do canal);

- Brocas ou limas flexíveis para permitir a limpeza e a modelação de canais curvos;[67,92]
- Acessórios de vácuo capazes de aspirar os detritos ou tecido solto do canal radicular e/ou jactos de solução pressurizada para eliminar os detritos.

Um estudo quantitativo preliminar forneceu os requisitos de conceção.

Para que a ferramenta seja posicionada com precisão e com a orientação angular correta, uma máquina básica ideal deve ter cinco graus de liberdade para controlar os seguintes eixos:[68,92]

- Eixo X, ao longo da fila de dentes, com um curso de 5 mm.
- Eixo Y, ao longo da fila de dentes, com um curso de 4 mm;
- Eixo Z, a direção de avanço do instrumento, perpendicular à superfície oclusal do dente, com um curso mínimo de 15 mm. Quando se utiliza um instrumento mais comprido, o instrumento endodôntico deve ser capaz de alcançar 28 mm da coroa dentária, cobrindo a gama de tratamento necessária;[93]
- A regulação angular do ângulo de entrada da ferramenta de ± 12° no plano X-Z;
- A regulação angular do ângulo de entrada da ferramenta de ± 12°

no plano Y-Z.

Além disso, o projeto deve satisfazer os seguintes requisitos:

- O tamanho da máquina deve ser suficientemente compacto para caber na boca do doente e assentar nos dentes entre os seus dois maxilares. A dimensão deve ser de 20 mm x 20 mm x 28 mm;
- O fuso deve ter a potência de rotação para acionar a ferramenta a velocidades e binários utilizados nas ferramentas de tratamento endodôntico;
- A máquina deve ser capaz de fornecer uma força de impulso não inferior a 500g (4,9 Newtons) para a penetração da ferramenta na coroa e na dentina.[16,94]

Como já foi referido, foi desenvolvido para reduzir o erro humano e aumentar a qualidade do tratamento endodôntico. O seu objetivo é desenvolver uma técnica que avalie o condicionamento do dente utilizando a arte da computação gráfica e modelos de dentes, o planeamento de procedimentos assistidos por computador, a conceção e a construção de uma micro-máquina inteligente polivalente para realizar um tratamento de canal controlado por máquina e, por último, um dispositivo de limpeza ultra-sónica que ajuda na remoção de resíduos. Este endo-micro-robô consiste basicamente num dispositivo de ajuste da posição e orientação do micro, um controlador automático da velocidade de avanço e da distância percorrida, micro-sensores e sensores de ápice com brocas flexíveis e acessórios de vácuo.[71,95]

3. Micro sensores, actuadores e controladores

Este projeto de máquina também incorpora sensores para monitorização inteligente do processo de tratamento. Devido à caraterística compacta dos sensores, estes podem ser fabricados utilizando o método de micro-máquina de superfície em bolachas de silício-sobre-isolador (SOI) e incorporados no micro-robô.[11,67,96]

Serão utilizados seis micro actuadores para controlar os cinco eixos (cinco graus de liberdade) e ligar/desligar o fuso da ferramenta. Cada atuador é controlado de forma independente por um controlador digital NC. O controlador deve reagir rapidamente à entrada do sensor, por exemplo, em alguns mili segundos. A escolha de microcontroladores incorporados ou de um controlador ligado por cabo deve ser determinada por investigação posterior. Serão igualmente previstas funções auxiliares, tais como: bocal de irrigação para limpeza, ventosa de vácuo para remoção de aparas e de fluidos residuais, e/ou fibras ópticas para iluminação, imagiologia e observação. Será fornecido um controlo remoto manual para o médico, mas um funcionamento totalmente automático com planeamento e controlo do procedimento de tratamento assistido por computador é o objetivo final para um funcionamento sem defeitos. É fornecido um sistema de interface para que o médico possa interagir com o controlo da máquina.[97]

1. Planeamento do processo de tratamento assistido por computador

O sistema de planeamento do processo de tratamento assistido por computador funciona como os programas CAD/CAM na indústria de máquinas. O resultado do programa são códigos NC normalizados do ficheiro de desenho assistido por computador e estes códigos controlam os movimentos do robot através do controlador digital NC.[98] O método assistido por computador para o tratamento de canais radiculares trata do posicionamento de ferramentas e do controlo de movimentos para a terapia endodôntica automatizada. Este programa informático foi desenvolvido para selecionar automaticamente o instrumento adequado e para determinar:

(1) O ponto de partida, a posição e a direção da ferramenta,

(2) A trajetória da ferramenta,

(3) O ponto de paragem da ferramenta,

(4) Os parâmetros de corte, como a velocidade e o avanço,

e

(5) A geometria do modelo 3-D do dente após o tratamento.[71,98]

O programa de computador planeia a sequência das operações utilizando uma variedade de ferramentas e parâmetros de controlo de movimento para completar a preparação do canal radicular. Um programa de otimização está integrado neste programa de prescrição automática para minimizar a remoção da estrutura do dente e para eliminar a troca desnecessária de ferramentas.[99]

RESUMO

A nanotecnologia revolucionou todos os aspectos da ciência e da endodontia. Partículas nanométricas com propriedades significativamente superiores às de materiais semelhantes em grandes escalas de medição melhoraram a qualidade do tratamento. A compreensão dos tecidos dentários à escala nanométrica, que permite a conceção precisa de materiais e instrumentos com uma arquitetura ultrafina, e a melhoria das técnicas actuais na medicina dentária clínica promoveram significativamente a qualidade do tratamento.

A robótica poderá oferecer à medicina dentária maior precisão, previsibilidade, segurança, qualidade dos cuidados e rapidez dos tratamentos. Tem o potencial de alterar a qualidade da saúde dentária das pessoas em apenas alguns anos. Poder-se-ia perguntar por que razão os robôs ainda não foram introduzidos na medicina dentária, uma vez que as funções necessárias são relativamente simples. Com as novas tecnologias emergentes, o futuro da medicina dentária é incerto e a nossa preocupação reside no facto de a tecnologia dever ser aceite pelas pessoas e de nós, enquanto clínicos, sermos capazes de utilizar esta tecnologia no nosso ensino e prática clínica diária. Qualquer nova inovação terapêutica é fundamental para a nossa saúde futura e essa inovação custará, pelo menos inicialmente, mais do que a terapia anterior. Abandonar a procura de terapêuticas melhoradas com base no custo representaria um enorme desserviço para os nossos doentes e distinguiria as tentativas de melhorar os cuidados prestados aos doentes da procura de melhores automóveis, sistemas de áudio ou computadores, ou de qualquer área do esforço humano.

BIBLIOGRAFIA

1. Kumar PY, Dixit P, Kalaivani V, Rajapandian K. Avanços futuros na odontologia robótica. J Dent Health Oral Disord Ther.2017; 7(3):278-280.

2. Sivaramakrishnan SM, Neelakantan P. Nanotecnologia em Odontologia - O que o futuro reserva? Dentistry 2014; 4(2): 198.

3. Zakrzewski et al., Nanomaterials application in endodontics. Materiais. 2021 Sep 14;14(18):5296.

4. Govind Shashirekha MD, Amit Jena MD, Satyajit Mohapatra MD. Nanotecnologia em medicina dentária: aplicações clínicas, benefícios e perigos. Compêndio. 2017 May;38(5).

5. Raura N, Garg A, Arora A, Roma M. Nanoparticle technology and its implications in endodontics: a review. Pesquisa de Biomateriais. 2020 Dec;24:1-8.

6. Hannig M, Hannig C. Nanotecnologia e o seu papel na terapia da cárie. Avanços na investigação dentária. 2012 Sep;24(2):53-7.

7. Bayda et al., The history of nanoscience and nanotechnology: from chemical- physical applications to nanomedicine. 2019 Dec 27;25(1):112.

8. Hakimian R. Nano Science and Root Canal Therapy: Uma revisão da literatura.

Revista Jorjani de Biomedicina. 2019; 7(1): 1-13

9. Srivastava S, Kabra P. Nanorobótica - Uma nova mudança para uma era de odontologia mãos-livres 2017; 6 (4): 2437-440

10. Kazemipoor M, Hakimian R. Nano Science and Root Canal Therapy: A

Revisão da literatura. Jornal indiano de endodontia. 2019; 7(1): 1-13.

11. Rizwan M, Shoukat A, Ayub A, Razzaq B, Tahir MB. Tipos e classificação de nanomateriais. Em Nanomaterials: synthesis, characterization, hazards and safety 2021 Jan 1 (pp. 31-54). Elsevier.

12. Fortin T, Precision of transfer of preoperative planning for oral implants based on cone-beam CT scan images through a robotic drilling machine. Clin. Oral Impl. Res 2002; 13:651-656.

13. DongJ, Hong S. WIP: Um estudo sobre o desenvolvimento do micro robô endodôntico. Actas da ENT 2006 104-110.

14. Saravanakumar R e Vijaylakshmi R. Nanotecnologia em medicina dentária. Ind J Dent Res 2006;17(2): 62-65.

15. Sujatha V, Malathi S. Nanorobotics- A futuristic approach 2010;

1(1) : 890.

16. Sunandan. Endodontia Geração Next- Microrobotics Categoria do Artigo- Revisão.D.J.A.S 2013; 01(01): 043-045.

17. Shenoy DB, Amiji MM. Nanopartículas de poli(óxido de etileno) modificadas com poli(épsilon-caprolactona) para a administração orientada de tamoxifeno no cancro da mama. Int J Pharm 2005;293:261-70.

18. RequichaAA. Nanorrobôs, NEMS e nano-montagem. Anais do IEEE. 2003 Nov;91(11):1922-33.

19. Bhardwaj A, Misuriya A, Maroli S. Nanotechnology in dentistry: Presente e futuro. J.I.O.H 2014; 6(1):121-126.

20. Gambhir RS, Sogi GM, Nirola A, Brar R, Sekhon T, Kakar H. Nanotecnologia em medicina dentária: Realizações actuais e perspectivas. J Orofac Sci 2013;5:9-14.

21. Rawtiya M, Sethi P, Loomba K. Application of Robotics in Dentistry. Indian JDent Adv 2014; 6(4): 1700-1706.

22. Bhat BD, Bhandary S, Naik R, Shetty D. Robotics in dentistry (Robótica na medicina dentária): Ficção

ou realidade. JDent Res Rev 2017;4:67-8.

23. Amit K, Rokaya D. Nanopartículas de vidro bioativo para

aplicações em

odontologia. JournalofDental and Medical Sciences.

2015;14(8):30-35

24. Kumar A, Singh S, Thumar G, Mengji A. Vidro bioativo

nanopartículas (NovaMin®) para aplicações em odontologia. J

Dent Med Sci.

2015;14:30-5.

25. Lee D, Kim S, Yen A, Kim Y. Compósito Nanodiamond_Gutta

Percha

Biomateriais para terapia de canal radicular. ACS Nano 2015;

9(11):11490-11501

26. Abiodun Solanke I, Ajayi DM, Arigbede AO. A nanotecnologia e

a sua

Ann Med Health Sci Res 2014;4:171-7.

27. Markan S, Lehl G, Kapoor S. Avanços recentes da nanotecnologia

em endodontia, odontologia conservadora e preventiva - uma

revisão. J Dent Oral Biol. 2017;2(10):1-4.

28. Neha et. al, Micro Robot- A Revolution in Endodontics. Ann. Int. Med. Den. Res. 2017; 3(4): DE06- DE08.

29. Chole D, Khan I. Nanotecnologia: Dentisteria conservadora e endodontia.IOSR

J.D.M2107;16(4):102-107.

30. Manojkanna K , Chandana CS. Nanopartículas em endodontia - Uma revisão. J Adv Res 2017;7(2):58-60.

31. Abbasi BH, Fazal H, Ahmad N, Ali M, Giglioli-Guivarch N, Hano C. Nanomaterials for cosmeceuticals: nanomaterials-induced advancement in cosmetics, challenges, and opportunities. Nanocosmetics. 2020 Jan 1:79-108

32. Dr. Bijo Alexander. Perspectivas da nanotecnologia na medicina dentária: uma revisão,

I.E.C.R2018; 10(07):71865-71868.

33. Anil H, Annie K,Nanopartículas para desinfeção endodôntica.Clin Dent Rev 2018; 2(11).

3 4.SujathaV , Suresh M, Mahalaxmi S. Nanorobótica - Uma abordagem futurista. SRMUniv J Dent Sci. 2010 Jun;1:86-90.

35. Akbarianrad et. al, Aplicações da nanotecnologia em endodontia: A Review.Nanomed J. 2018; 5(3):121-126.

36. Verma S, Chevvuri R Sharma H. Nanotechnology in dentistry: Unleashingthehidden gems. J Indian Soc Periodontol 2018;22:196-200.

37. R. N. AlKahtani. As implicações e aplicações da nanotecnologia na medicina dentária: A revisão. Saudi Dental Journal 2018; 30: 107-116.

38. Bhushan J, Maini C. Nanopartículas: Um novo adjuvante promissor para a medicina dentária. Indian JDent Sci 2019;11:167-73

39. Raura N, Garg A, Arora A, Roma M. Nanoparticle technology and its implications in endodontics: a review. Investigação sobre biomateriais (2020) 24:21.

40. Sachdeva et. al, Nano-robotics: Thefuture of health and dental care (O futuro da saúde e dos cuidados dentários). IP

Int J PeriodontolImplantol 2021;6(1):6-.

41. Roduner E. Why nanomaterials are different. Chem Soc Rev2006;35:583-92.

42. Buzea C, Pacheco II, Robbie K. Nanomaterials and nanoparticles: Sources andtoxicity.

Biointerphases 2007;2(4):17-71.

43. Mantra SS, Mantri SP. A era nano na medicina dentária. J Nat Sci Bio Med 2013;4:39-44.

44. Dobson P, Jarvie H, King S. Nanoparticle. Enciclopédia Britânica.

Annu Rev Biomed Eng2019;9:257-89.

45. Martínez-Sánchez B, Quílez-Bermejo J, Cazorla-Amorós D, Morallón E. Electrocatalysis with metal-free carbon-based catalysts. Em CarbonBased Metal Free Catalysts 2022 Jan 1 (pp. 213-244). Elsevier.

46. Hu Y, Zhang Y, Xu C, Zhu G, Wang ZL. Nanogerador de alto rendimento por montagem unipolar racional de nanofios cónicos e

sua aplicação para acionar um pequeno ecrã de cristais líquidos. Nano letters. 2010 Dec 8;10(12):5025-31.

47. Li, Q, Anpo, M. & Wang, X. Aplicação da espetroscopia de fotoluminescência para elucidar reacções fotocatalíticas a nível molecular. *Res Chem Intermed* **46**, 4325-4344 (2020).

48. Hunzeker CM, Weiss ET, Geronemus RG. Resurfacing com laser de CO2 fraccionado: a nossa experiência com mais de 2000 tratamentos. Jornal de Cirurgia Estética. 2009 Jul 1;29(4):317-22.

49. Resnicka DJ, Sreenivasanb SV, Willsonc CG. Litografia de impressão por etapas e flash.

2020 sep21;20(1):019558.

50. Liu B, Meijer RA, Li W, Hernandez-Rueda J, Gelderblom H, Versolato OO. Mass Partitioning in Fragmenting Tin Sheets (Partição de massa em folhas de estanho fragmentadas). Physical Review Applied. 2023 Jul 21;20(1):014048.

51. Takahata K, et al. Avanços em sistemas micro/nano electromecânicos e tecnologias de fabrico. InTech; 2013 out 1;27(4):227-09.

52. Krieg M Flaschner, G Alsteens,D *et.al.* Mecanobiologia

baseada na microscopia de força atómica. *Nat Rev Phys* **1**, 41-57 (2019).

53. Krieg et. al Atomic force microscopy-based mechanobiology. Nature Reviews Physics. 2019 Jan;1(1):41-57.

54. Jia JF, Yang WS, Xue QK. Microscopia de túnel de varrimento. Em Handbook of microscopy for nanotechnology 2005 Mar 21 (pp. 55-112). Boston, MA: Springer US.

55. James JF, Newland DE, Riley KF, Wirsching PH, Paez TL, Ortiz K. Leitura adicional e recursos online. 2017 Jul;16(1):41-57.

56. Rapoza RJ, Horbett TA. The effects of concentration and adsorption time on the elutability of adsorbed proteins in surfactant solutions of varying structures and concentrations. Journalof colloid and interface science. 1990 May 1;136(2):480-93.

57. Moghimi SM, Szebeni J. Lipossomas furtivos e nanopartículas de longa circulação: Questões críticas em farmacocinética, opsonização e propriedades de ligação a proteínas. Prog Lipid Res 2003;42:463-78.

58. Padovani GC, Feitosa VP, Sauro S, Tay FR, Durán G, Paula AJ,

Durán N. Avanços nos materiais dentários através da nanotecnologia: factos, perspectivas e aspectos toxicológicos. Tendências em biotecnologia. 2015 Nov 1;33(11):621-36.

59. Navalakhe RM, Nandedkar TD. Aplicação da nanotecnologia em biomedicina. Indian J Exp Biol 2007;45:160-5.

60. Nie S, Xing Y, Kim GJ, Simons JW. Aplicações da nanotecnologia no cancro.

Annu Rev Biomed Eng 2007;9:257-88.

61. PagonisT, DevalappalyH, Ruggiero K.Nanopartículas Terapia fotodinâmica endodôntica antimicrobiana. JOE 2010;36(2): 322-28.

62. Venkatraman S, Natarajan V. Polymer- and liposome-based nanoparticles in targeted drug delivery. Front Biosci (Schol Ed). 2010;2:801-14.

63. Cegnar M, Kos J, Kristl J. Cistatina incorporada em nanopartículas de poli(lactídeo-coglicolídeo): desenvolvimento e estudos fundamentais sobre a preservação da sua atividade. Eur J Pharm Sci.2004;22(5):357-64.

64. Anisa M, Abdallah S.D, Peter A.S. 'Mind the gap': science and

ethics in nanotechnology.2003;14(3)R9.

65. Elkassas D, Arafa A, As aplicações inovadoras de nanoestruturas terapêuticas em odontologia. Nanomedicine:NBM 2017;13:1543-1562.

66. Adini A.R, Feldman Y, Cohen S.R. Alleviating fatigue and failure of NiTi endodontic files by a coating containing inorganic fullerene-like WS2 nanoparticlesJ. Mater. Res 2011; 26(10): 1234-42.

67. Peters LB, Wesselink PR, Moorer WR.The fate and the role of bacteria left in rootdentinaltubules. IntEndod J 1995;28(2):95-9.

68. Hulsmann M, Heckendorff M, Lennon A. Chelating agents in root canal treatment: mode ofaction and indications for their use. Int Endod J 2003;36(12):810-30.

69. Almeida et. Al, Eficácia de soluções de nanopartículas e de soluções endodônticas convencionais

irrigantes contra o biofilme de Enterococcus faecalis. Indian J Dent Res 2018;29:347-51

70. Kesler S, Abramovitz I, Zaltsman N. Rumo a selantes endodônticos antibacterianos utilizando nanopartículas de amónio quaternário. Internacional

Endodontic Journal 2013; 46: 747-754.

71. Paque F, Boessler C, Zehnder M. Níveis de detritos de tecido duro acumulados em raízes mesiais de molares inferiores após passos de irrigação sequenciais. Int Endod J 2011;44(2):148-53.

72. Waltimo T, Brunner T.J. Efeito antimicrobiano do vidro bioativo nanométrico 45S5. JDent Res 2007 ;86(8):754-757.

73. Saghiri MA, Asgar K, Lotfi M, Garcia-Godoy F. Nanomodificação do agregado de trióxido mineral para melhorar as propriedades físico-químicas. Int Endod J 2012;45(11):979-88.

74. Krishnan PS, Joshi M, Bhargava P, Valiyaveettil S, He C. Effect of heterocyclic based organoclays on the properties of polyimide-clay nanocomposites. J Nanosci Nanotechnol 2005;5(7):1148-57.

75. Bottino M.C, Yassen G.H, Platt J.A. Scaffolds nanofibrosos bioactivos para endodontia regenerativa. J Dent Res 2013;92(11): 963-969.

76. Abhilash M. Nanorobots. Int J Pharma Bio Sci.2010;1(1):10-12.

77. Cavalcanti A, Rosen L, Kretly LC. Nanorobotic Challenges in BiomedicalApplications, Design and Control. 2004;4(1):226- 229.

78. RD D'Souza. MICROROBÓTICA: TENDÊNCIAS E TECNOLOGIAS. AmericanJournal of Engineering Research 2016 ;5(5):32-39.

79. Sen BH, Piskin B e Demirci T: Observação de bactérias e fungos em canais radiculares e túbulos dentinários infectados por SEM, Endodontics and Dental Tranmatology, 1995,11: pp6-9

80. Lehl G, Markan S, Kapoor S. Avanços recentes da nanotecnologia em endodontia, odontologia conservadora e preventiva - uma revisão. Jornal de Medicina Dentária e Biologia Oral 2017 ;2(10) :1-6.

81. Hozumi S, niyuku G. Application of Nanoparticles in Dentistry.Molecules 2019;24(6):1033.

82. Saafan, A, Zaazou M.H. Avaliação dos efeitos da terapia fotodinâmica e das nanopartículas em modelos de cárie. Acesso

Aberto Maced. J. Med.
Sci. **2018**, 6, 1289-1295.

83. Gutierrez, M.F.Malaquias, P. Propriedades mecânicas e microbiológicas e modelação da libertação de fármacos de um adesivo etch-and-rinse contendo nanopartículas de cobre. Dent. Mater. **2017**, 33, 309-320.

84. Radcliffe CE, Potouridou L, Qureshi R. Antimicrobial activity of varying concentrations of sodium hypochlorite on the endodontic microorganisms Actinomyces israelii, A. naeslundii, Candida albicans and Enterococcus

faecalis. IntEndod J 2004;37:438-46.

85. Lee D, Kim S, Yen A, Kim Y. Biomateriais Compostos de Nanodiamond_Gutta Percha para Terapia de Canal Radicular.ACS Nano 2015; 9(11):11490- 11501.

86. Lehl G, Markan S, Kapoor S. Avanços recentes da nanotecnologia em endodontia, odontologia conservadora e preventiva - uma revisão. Jornal de Odontologia e Obiologia 2017 ;2(10):1-6.

87. Manojkanna K, Chandana CS. Nanopartículas em endodontia -

Uma revisão. J Adv Pharm Edu Res 2017;7(2):58-60.

88. Dr. Bijo Alexander. Perspectivas da nanotecnologia em odontologia: uma revisão. International Journal OfCurrent Research 2018; 10 (07):71865-71868.

89. Sagar S Bhat. Nano-Robótica: O futuro potencial da medicina dentária Poster 2018.

90. Wenjing S, Shaohua G. Aplicação de nanopartículas antimicrobianas em odontologia. 2019;24(6):1033.

91. Saafan, A, Zaazou M.H. Avaliação dos efeitos da terapia fotodinâmica e das nanopartículas em modelos de cárie. Acesso livre Maced. J. Med. Sci. **2018**, 6, 1289-1295.

92. Gutierrez, M.F.; Malaquias, P. Propriedades mecânicas e microbiológicas e modelação da libertação de fármacos de um adesivo etch-and-rinse contendo nanopartículas de cobre. Dent. Mater. **2017**, 33, 309-320.

93. Radcliffe CE, Potouridou L, Qureshi R. Antimicrobial activity of varying concentrations of sodium hypochlorite on the endodontic microorganisms Actinomyces israelii, A. naeslundii, Candida

albicans and Enterococcus faecalis 2005;5(7):1148-57.

94. Esmaeili F, Hosseini-Nasr M, Rad-Malekshahi M. Preparação e avaliação da atividade antibacteriana de nanopartículas de poli-lactídeo-co-glicolídeo carregadas com rifampicina. Nanomedicina 2007;3:161-7.

95. Jeong YI, Na HS, Seo DH, Kim D. Nanopartículas de poli(DL-lactídeo-co-glicolídeo) encapsuladas em ciprofloxacina e a sua atividade antibacteriana. Int J Pharm 2008;352:317-319.

96. Shenoy D, Little S, Langer R. Nanopartículas de poli(óxido de etileno) modificadas com poli(beta-aminoéster) como um sistema sensível ao pH para a administração de fármacos hidrofóbicos dirigidos a tumores. 1. Avaliações in vitro. Mol Pharm 2005;2:357-366.

97. Devalapally H, Shenoy D, Little S. Poly(ethylene oxide)-modified poly(betaamino ester) nanoparticles as a pH-sensitive system for tumor- targeted delivery of hydrophobic drugs: 2007;59:477-84.

98. Fioretti F, Mendoza C, Avoaka MC, Ramaroson J, Bahi S, Richert L. Nano- odontologia: conjuntos nanoestruturados para regeneração endodôntica. J Biomed Nanotechnol 2011;7(3):471-

5.

99. Gulrez T, Shahid A, Sana U. Visual Guided Robotic Endodontic Therapeutic System (Sistema Terapêutico Endodôntico Robótico Guiado Visualmente).

Conferência Internacional sobre Tecnologias de Informação e Emergentes2010;1-6.

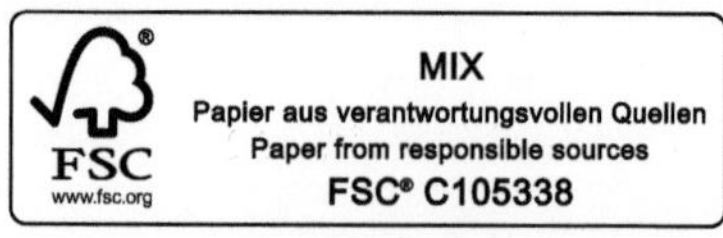

Printed by Books on Demand GmbH, Norderstedt / Germany